U0270108

基础护理技术操作指导

第 2 版

主　编　李小萍

编　　者（按姓氏笔画排列）
　　　　李小萍　　张凤英
　　　　罗珊霞　　郭红霞

编写单位　四川大学华西护理学院

人民卫生出版社

图书在版编目（CIP）数据

基础护理技术操作指导/李小萍主编．—2 版．
—北京：人民卫生出版社，2008.1
ISBN 978-7-117-09464-1

Ⅰ．基… Ⅱ．李… Ⅲ．护理-技术 Ⅳ．R472

中国版本图书馆 CIP 数据核字（2007）第 174109 号

人卫智网	www.ipmph.com	医学教育、学术、考试、健康， 购书智慧智能综合服务平台
人卫官网	www.pmph.com	人卫官方资讯发布平台

基础护理技术操作指导
第 2 版

主　　编：李小萍
出版发行：人民卫生出版社（中继线 010-59780011）
地　　址：北京市朝阳区潘家园南里 19 号
邮　　编：100021
E - mail：pmph @ pmph.com
购书热线：010-59787592　010-59787584　010-65264830
印　　刷：北京建宏印刷有限公司
经　　销：新华书店
开　　本：850×1168　1/32　　印张：8
字　　数：197 千字
版　　次：2001 年 7 月第 1 版　　2019 年 9 月第 2 版第 12 次印刷
标准书号：ISBN 978-7-117-09464-1
定　　价：19.00 元
打击盗版举报电话：010-59787491　E-mail：WQ @ pmph.com
（凡属印装质量问题请与本社市场营销中心联系退换）

前　　言

　　基础护理技术是护理学的重要组成部分，是对各专科病人及健康人群进行护理的最基本护理技术，其内容是临床护理工作中最带有普遍性的操作技术，是护理人员必须掌握的基本技能。为提高护理专业学生和在职护士基础护理技术操作的能力，提高医院医疗护理质量，适应 21 世纪护理专业的发展需要，我们组织编写了《基础护理技术操作指导》。

　　《基础护理技术操作指导》以培养实用性护理人才为目标，结合护理专业本科、专科教材内容和四川大学华西护理学院摄制、人民卫生出版社出版的《基础护理操作技术》系列教学片进行编写。在编写过程中贯彻了"三基"（基本理论、基本知识和基本技能）原则，体现了"五性"（思想性、科学性、先进性、启发性、适用性）要求，并力求反映临床护理的最新进展。按照"以人为中心，以护理程序为框架"的编写模式，以评估、计划、实施和评价为主线，将护理程序贯穿于操作的始终，以便达到理论与实践相结合的目的，使学习者能以全面、系统、整体的观点认识病人的需要和护理技术的功能。书中对各项操作技术采用表格的形式表述，并对每项技术操作中应该注意的内容进行了归纳总结，在每项操作步骤后列出，使各项操作技术的要点突出。

　　本书对基础护理操作技术作了很好的规范阐述，可作为各层次护理专业学生和在职护士学习配套教材和自学参考书。

　　本书在编写过程中得到四川大学华西护理学院、华西医学院的大力支持，以及人民卫生出版社给予的热情指导和帮助，在此谨表示诚挚的感谢。由于编者水平有限，书中难免存在错误和疏漏，恳切希望使用本教材的师生和护理界同仁指正。

李小萍

2007 年 12 月

目 录

一、铺 床 法

铺床（bedmaking）是为了保持床单位整齐，病床平整、紧扎、安全、实用，满足病人睡卧休息的需要。

（一）备用床（closed bed）

【目的】

保持病室整洁、美观，准备接受新病人。

【评估】

1. 病室内有无病人治疗或进餐。

2. 病床及床垫是否完好、安全，床单、被套是否符合床及棉胎的尺寸以及季节需要。

3. 床旁设施如呼叫系统、照明灯是否完好，供氧和负压吸引管道是否通畅，有无漏气。

【计划】

1. 护士准备　洗净双手，戴口罩、着装整齐。熟悉铺备用床的操作方法。

2. 用物准备　护理车上备床褥，大单或床褥罩，被套，棉胎，枕套，枕芯。如为大单式盖被应增加两个大单。

3. 环境准备　病室内无病人进餐或治疗。

【实施】

1. 操作步骤

操作步骤	要点说明
1. 按使用顺序备好用物携至床旁，再次检查床垫有无凹陷，根据需要更换或翻转床垫。有脚轮的床，应先固定脚轮，调整床的高度	● 避免多次走动，提高工作效率，避免床垫局部经常受压而凹陷 ● 避免床移动，方便操作，节省体力
2. 移开床旁桌离床约 20cm，移椅至床尾正中，离床尾约 15cm	● 留有空间，方便操作
3. 取床褥齐床头平铺在床垫上	
4. 将用物放于床旁椅上	● 便于拿取
5. 铺大单	
▲大单法	
（1）取大单放于床褥上，大单的中线对齐床中线，分别向床头、床尾展开	● 护士站在靠床头一侧，减少走动，省力
（2）先铺近侧床头大单：一手托起近侧床垫一角，一手伸过床头中线将大单包折在床垫下，在距床头约 30cm 处，向上提起大单边缘，使其与床边垂直，呈三角形，以床沿为界，将三角形分为两半，上半三角形暂时放在床上，先将下半三角平整地塞入床垫下，再将上半三角翻下塞入床垫下	● 使用肘部力量，双脚分开，两膝稍弯曲，并确保身体平稳 ● 铺大单的顺序是：先床头后床尾先近侧后远侧 ● 使大单平紧、美观，平紧的床单不易产生皱褶，使病人睡卧舒适
（3）同法铺床尾大单	
（4）两手将大单中部边缘拉紧，塞入床垫下	
（5）转至对侧，同法铺好大单床头、床尾和中部	

操作步骤	要点说明
▲床褥罩法	
（1）将床褥罩的中缝对齐床中线展开	● 床罩褥平整、紧扎
（2）从床头向床尾分别拉紧四个角并固定于床垫及床褥的四个角上	● 床罩褥角与床垫角吻合
6. 铺盖被	
被套式	
▲ "S" 形式	● 方便棉胎放入被套
（1）取已折叠好的被套，齐床头或床中线放置，被套正面向外放在铺好的大单上，中线与床中线对齐，开口端向床尾	
（2）将被套尾部开口端的上层打开	
（3）再将 "S" 形折叠的棉胎放入被套尾端的开口处，底边与被套开口边缘平齐	● 将棉胎竖摺三折，再 S 形横向折叠三折。这样方便放入被套内
（4）拉棉胎上缘至被套封口端，对好两上角，棉胎向两侧展开，平铺于被套内，至床尾逐层拉平盖被。盖被尾端开口用系带系好	● 棉胎上端与被套封口处紧贴，保持被头充实
（5）盖被上端与床头平齐，两侧边缘向内折叠和床沿平齐，尾端塞于床垫下或内折与床尾平齐	● 床面整齐、美观，方便病人睡卧

操作步骤	要点说明
▲卷筒式	
（1）将被套反面向外平铺于床上，开口端向床尾	
（2）将棉胎（毛毯）平铺在被套上，上缘与被套封口边对齐	
（3）将棉胎与被套上层一并从床尾卷至床头或从床头卷至床尾，自开口处翻转至床头，拉平各层，系好开口端系带	● 将被套的正面向外翻转
（4）余同"S"形式折成被筒	
大单式	
（1）铺衬单：将衬单反铺在床上，对齐中线，上端反折约25cm与床头平齐，床尾按铺大单方法铺好床角	
（2）铺棉胎（毛毯）于衬单上，上端与床头平齐，将床头衬单反折部分盖于棉胎（毛毯）上，床尾部分按铺大单法铺好床角	
（3）铺罩单：正面向上对齐中线，上端反折约15cm与床头平齐，床尾部分折成45°斜角，垂于床边，转至对侧同法铺好衬单、棉胎、罩单	
7. 套枕套	
（1）将枕套套于枕芯上，四角充实	● 枕头充实平整，病人睡卧舒适

操作步骤	要点说明
（2）枕头平整地横放于床头盖被上，开口端背门	● 开口侧背门放置，使病室整齐、美观
8.移回床旁桌椅	● 病室物品统一放置，保持病室的整洁美观

2. 注意事项

（1）病室内有病人进餐或治疗时应暂停铺床。

（2）用物准备齐全，并按使用顺序放置，减少走动次数。

（3）操作中动作要轻稳，避免尘埃飞扬。

（4）操作中正确应用节力原则：能升降的床，应将床升降至方便铺床的高度，避免腰部过度弯曲或伸展；铺床时身体尽量靠近床边，上身保持直立，两腿间距离与肩同宽，两膝稍弯曲，两腿前后或左右分开，以扩大支撑面，降低重心，增加身体的稳定性；操作时使用肘部力量，动作平稳有节律，连续进行；避免无效动作的出现。

（5）如为侧开口被套，棉胎应横摺三折，再"S"形竖向折叠三折，放入被套内先打开"S"形竖向折叠三折，再打开横摺三折的被头部分，最后展开拉平。

【评价】

1. 病床符合实用、耐用、舒适、安全的原则。

2. 大单中缝对齐，四角平整、紧扎。

3. 被头充实，盖被平整、两边内折对称。

4. 枕头平整充实，开口背门放置。

5. 操作程序流畅，注意节力。

6. 病室及病人单位环境整洁、美观。

(二) 麻醉床 (anesthetic bed)

【目的】

1. 便于接受和护理全麻术后病人。

2. 使病人安全、舒适,预防并发症。

3. 保护床上用物不被污染,便于更换。

【评估】

1. 病人的诊断、病情、手术部位、麻醉方式、术后需要的抢救或治疗物品等。

2. 呼叫系统、供氧管道、负压吸引管道是否完好通畅。

3. 病室环境符合铺床操作的进行。

【计划】

1. 护士准备 洗手、戴口罩、着装整齐。熟悉铺麻醉床的操作方法和麻醉护理盘的准备。

2. 用物准备

(1) 床上用物:床褥,大单,中单和橡胶单,被套,棉胎,枕套,枕芯。

(2) 麻醉护理盘:治疗巾内备开口器,舌钳,通气导管,牙垫,治疗碗,氧气导管或鼻塞,吸痰导管,棉签,压舌板,平镊,纱布。治疗巾外备电筒,血压计,听诊器,治疗巾,弯盘,胶布,护理记录单,笔。有条件者准备心电监护仪。

(3) 其他:护理车,输液架,无中心供氧和中心吸引装置的还要准备吸痰器,氧气筒,必要时准备胃肠减压器。天气寒冷时按需要准备热水袋、毛毯等。

3. 环境准备 病室内无病人进餐或治疗。

【实施】

1. 操作步骤

操作步骤	要点说明
1. 按使用顺序备好用物携至床旁，再次检查床垫	● 节省时间和体力
2. 移开床旁桌离床约 20cm，移椅于床尾正中，离床尾约 15cm	● 便于操作
3. 将用物放置于床旁椅上	● 节省时间，方便操作
4. 将床褥平铺于床垫上	● 使病人睡卧舒适
5. 按备用床程序铺近侧大单	
6. 根据病人的麻醉方式和手术部位，按需要铺橡胶单及中单	
（1）根据手术部位将第一张橡胶单和中单分别对好中线，铺在床头或床中份或床尾。边缘平整地塞入床垫下	● 颈胸部手术铺在床头；腹部手术可铺在床中部；下肢手术可铺在床尾 ● 若需要铺在床中部，则橡胶单和中单的上端应距床头 45～55cm
（2）齐床头铺另一橡胶单和中单，下端压在中部的橡胶单和中单上，边缘再平整地塞入床垫下	● 保护床褥，防止呕吐物、分泌物或伤口渗液污染病床
7. 转至对侧用同样的方法铺好大单、橡胶单和中单	
8. 按备用床套被套法套好被套	
9. 盖被上端与床头平齐，两侧内折与床边缘对齐，被尾内折与床尾平齐	
10. 将盖被三折叠于病人返回病床对侧	● 方便病人手术后由平车移至病床上

操作步骤	要点说明
	● 天冷时可加盖毛毯，将热水袋放在盖被内，使病人温暖、舒适；在病人返回病室时再三折于对侧
11. 套好枕头并拍松，枕头横立于床头，开口端背门	● 麻醉未醒的病人应去枕平卧，头偏向一侧，防止误吸 ● 枕头横立于床头，可防止病人因躁动撞伤头部
12. 移回床旁桌，床旁椅放于接收病人对侧床尾	● 便于病人移至床上
13. 麻醉护理盘放置于床旁桌上，其他物品按需要放置	● 以备抢救、护理时取用

2. 注意事项

(1) 同备用床 (1)～(4)。

(2) 护理术后病人的用物准备应齐全，以免延误抢救。

(3) 铺麻醉床时应更换洁净的被单、保证术后病人舒适，避免感染的发生。

(4) 中单要遮盖橡胶单，避免橡胶单与病人皮肤接触，引起病人的不适。

(5) 麻醉未醒的病人应去枕平卧，头偏向一侧；枕头横立于床头，可防止病人躁动撞击头部受伤。

【评价】

1. 病床符合实用、耐用、舒适、安全的原则。

2. 操作程序流畅，注意节力。

3. 物品齐全，病人能及时得到抢救和护理。

（三）暂空床（unoccupied bed）

【目的】

1. 保持病室整洁。

2. 供新入院病人或暂时离床病人使用。

【评估】

1. 新入院病人病情、诊断。

2. 住院病人病情是否可以暂时离床。

【计划】

1. 护士准备　洗净双手，着装整齐。熟悉铺暂空床的操作方法。

2. 用物准备　床褥，大单，被套，棉胎，枕套、枕芯，必要时备橡胶单、中单。

3. 环境准备　病室内无病人进餐或治疗。

【实施】

1. 操作步骤

操作步骤	要点说明
▲铺暂空床	
1. 同备用床1～5	
2. 根据病人需要，将橡胶单和中单平整地铺在床上，将枕头放回床头，开口端背门放置	
3. 同备用床6	
4. 将盖被头端内折 1/4 再扇形三折叠于床尾，并使之平齐	● 方便病人上下床活动
5. 同备用床7～8	
▲改备用床为暂空床	
1. 移开床旁椅于桌旁，枕头放于椅上	

操作步骤	要点说明
2. 将备用床的盖被头端内折 1/4，再扇形三折于床尾并平齐	● 方便病人上下床活动
3. 根据病人需要，将橡胶单和中单平整地铺在床上，将枕头放回床头，开口端背门放置	● 开口端背门放置，使病室整齐、美观
4. 移回床旁椅	● 维持病室整洁、美观

2. 注意事项

同备用床。

【评价】

1. 操作方法正确，符合节力原则。

2. 用物准备符合病情需要。

3. 病室及病人单位环境整洁、美观。

4. 病人上下床方便。

（郭红霞）

二、卧床病人更换床单法

【目的】

1. 保持病室整洁、美观。

2. 使病人睡卧舒适。

3. 预防压疮等并发症。

【评估】

1. 病人病情、意识状态、活动能力，心理反应及合作程度。

2. 病人是否需要便器，环境是否安全、保暖。床单位的清洁程度。

【计划】

1. 护士准备　衣帽整洁，修剪指甲，洗手，戴口罩。熟悉卧床病人更换床单的操作方法，向病人解释更换床单的目的及配合操作时的注意事项。

2. 用物准备　护理车上层备大单，中单，被套，枕套，床刷及床刷套（略湿润），需要时准备清洁衣裤。

3. 病人准备　了解更换床单的程序，并主动配合。

4. 环境准备　周围无病人进餐或治疗等。酌情关闭门窗，按季节调节室内温度。必要时用屏风遮挡病人。

【实施】

1. 操作步骤

操作步骤	要点说明
1. 备齐用物携至病人床旁	
2. 再次向病人解释操作的目的和配合方法。酌情关闭门窗	● 取得病人的合作和理解 ● 注意保护病人，避免受凉
3. 移开床旁桌离床 20cm，床旁椅移于床旁桌旁，护理车放于床尾正中	● 方便操作
4. 如病人病情许可，放平床头和床尾支架，意识不清者设床档；调整床的高度至方便操作的位置	● 注意病人卧位安全，防止病人坠床 ● 方便操作
5. 更换床单 ▲侧卧更换床单法	
(1) 松开床尾盖被，枕头移向对侧，协助病人背向护士侧卧	
(2) 从床头至床尾松开近侧各层床单	
(3) 中单污染面向内翻卷塞于病人身下，扫净橡胶单上的渣屑，再将橡胶单搭在病人身上；将大单污染面向内翻卷塞于病人身下，从床头至床尾扫净床褥上的渣屑	● 注意扫净渣屑，避免影响病人的舒适
(4) 将清洁大单中线与床中线对齐，正面向上铺在床褥上，将近侧大单展开，对侧一半大单向内翻卷塞入病人身下，按铺床法铺好近侧大单	● 向内翻卷，方便对侧取出 ● 包紧床角，使病床平整，舒适

操作步骤	要点说明
(5) 放下橡胶单，清洁中单中线对齐铺于橡胶单上，对侧中单向内翻卷塞于病人身下，展开近侧橡胶单、中单并拉紧一并塞入床垫下	● 注意观察病人，并询问病人有无不适
(6) 协助病人平卧，移枕于病人头下，护士转向对侧，并协助病人背向护士侧，卧于铺好大单的一侧床上	● 注意保护病人的安全
(7) 松开各层床单，取出污中单放在床尾，扫净橡胶单，搭于病人身上，取下污中单及大单放于护理车下层（或污衣袋内）	● 大单污染面向内折叠，污单不可丢弃在地上
(8) 从床头至床尾扫净床褥渣屑，取下床刷套放于护理车下层（或污衣袋内），床刷放于护理车上层	
(9) 从病人身下取出清洁大单，展开拉紧铺好大单各角，再展开橡胶单和中单拉紧铺好	● 使床面平紧
(10) 协助病人平卧，移枕于病人头下	
▲平卧更换床单法	● 适用于病情不允许翻身侧卧的病人
(1) 先松开大单、橡胶单和中单	● 一般需两名护士配合操作

操作步骤	要点说明
(2) 一手托起病人的头部，取出枕头，放于椅子上，松开床头大单并将床头大单、橡胶单和中单卷成筒状塞在病人的肩下	● 两人操作时注意协调配合
(3) 将卷成筒状的清洁大单放在床头，对齐床中线，展开床头部分大单，同备用床铺好床头大单	● 用物准备时，将清洁大单横卷成筒状，方便操作
(4) 抬起病人上半身，将污大单、橡胶单和污中单一起从病人的肩下卷至臀下，同时将清洁大单也拉至臀下	● 骨科病人可利用牵引架上的拉手抬起上半身体
(5) 放下病人的上半身，枕头置于病人的头下，抬起病人的臀部迅速撤下污大单、橡胶单和污中单，将清洁大单拉至床尾，展平铺好。污大单、污中单放于护理车下层(或污衣袋内)，橡胶单放在椅背上	● 注意观察病人的面色、脉搏、呼吸等情况，注意保暖 ● 根据情况更换橡胶单
(6) 将大单中部边缘拉紧，塞入床垫下	
(7) 将清洁中单和橡胶单铺在一侧床沿，先铺好近侧的橡胶单和中单，另一半向内翻卷塞入病人的身下，对侧操作者拉出病人身下的橡胶单和中单，展平铺好	

操作步骤	要点说明
6. 更换被套　铺清洁被套于盖被上，解开污被套尾端开口系带，从污被套里取出棉胎（S形折叠）放于清洁被套内，套好被套，棉胎上缘与被套封口端平齐，拉平棉胎和被套，系好被套开口的系带，两侧边缘向内折叠与床沿平齐，尾端塞于床垫下或内折与床尾平齐。取下的污被套放于治疗车下层（或污衣袋内）	● 如果病人能够配合，可请病人抓住被套两角，方便操作，避免被头空虚。注意保护病人避免受凉 ● 避免棉胎滑出 ● 使床单位整洁、美观、规范
7. 取下枕头，更换枕套，拍松后放回病人的头下	● 使病人睡卧舒适
8. 移回床旁桌椅，根据病情摇起床头和膝下支架	● 保持卧位的稳定性
9. 整理床单位，帮助病人取舒适的卧位，打开窗户，视病人无需要后离开	● 空气流通，减少室内空气中的微生物数量，保持病室内空气新鲜

2. 注意事项

（1）同备用床（1）～（4）。

（2）操作中保证病人安全、舒适。必要时使用床档，防止病人在变换体位时坠床。

（3）若两人配合操作，注意动作的协调一致。

（4）操作中注意与病人交流，随时观察病人的反应，一旦病情发生变化，应立即停止操作及时处理。

【评价】

1. 病人感觉舒适、安全。

2. 操作轻稳节力、床单位整洁、美观。

3. 护患沟通有效，满足病人身心需要。

（郭红霞）

三、病人入院和出院的护理

入院和出院护理是护理工作的内容之一。做好病人入、出院的护理是满足病人身心需要的具体体现。

（一）病人入院的护理

病人入院护理是指病人入院后，护理人员对病人所进行的一系列护理工作，包括入院的程序和病人入病区后的初步护理。以帮助病人尽快适应医院环境，配合治疗，早日恢复健康。

【目的】

1. 协助病人了解和熟悉环境，使病人尽快适应医院生活，消除紧张、焦虑等不良情绪。

2. 满足病人的各种护理治疗需求，调动病人配合治疗护理的积极性。

3. 做好健康教育，满足病人对疾病知识的需求。

【评估】

1. 病人的病情、初步诊断。

2. 病人的年龄、性别。

3. 病人的活动、情绪状况及理解配合能力。

【计划】

1. 护士准备　洗净双手，着装整齐，熟悉入院护理程序。

2. 用物准备　护理用具（碗勺、面盆、痰杯、皂盒等），

热水瓶，拖鞋，体温计，血压计，听诊器，病人入院护理评估
单，空白住院病历。急诊病人应备氧气，吸引器，急救车等，
根据情况准备便盆。

【实施】

1. 操作步骤

操作步骤	要点说明
1. 入院程序	
（1）办理入院手续：病人持医生开的入院证到入院处缴纳住院保证金、填写登记表格等；住院处收到住院证后，电话通知病区值班护士根据病情做好接纳新病人的准备	● 需急诊手术的病人，先手术后办理入院手续
（2）实施卫生处置：根据病人的病情及身体状况，进行卫生处置，如理发、沐浴、更衣、修剪指（趾）甲等	● 病人换下的衣服或不需用的物品可交家属带回或暂时存放于住院处
	● 危、急、重症病人、即将分娩、体质虚弱者可酌情免浴
	● 有虱、虮者，先行灭虱虮，再做以上的卫生处置。传染病病人或疑似传染病者应在隔离室处置
（3）护送病人进入病区：卫生处置完毕，由入院处护士携带门诊病历护送病人入病室	● 根据病情可选用不同的护送方式，如步行、轮椅、平车或担架等
	● 护送途中注意安全和保暖，不应停止必要的治疗（如输液、给氧）

操作步骤	要点说明
(4) 交接手续：入病区后，护送人员与病区值班护士交接病人的病情、所采取或需继续的治疗护理措施、个人卫生情况及物品等	

2. 病人入病区后的护理

▲一般病人入病区后的护理

操作步骤	要点说明
(1) 准备床单位：接到入院处通知后，病室护士根据病人病情安排病床，并将备用床改为暂空床	● 根据病情加铺橡胶单和中单，将病人所需的用物准备齐全，如护理用具、热水瓶等
(2) 迎接新病人：当病人来到病室后，护士以热情的态度、亲切的语言迎接新病人，将病人引至指定的床单位，妥善安置	● 向病人作自我介绍，说明自己将为病人提供的服务内容及职责，并为病人介绍同室病友，帮助病人适应新的环境
(3) 测量病人的体温、脉搏、呼吸、血压及体重	● 需要时测量身高
(4) 通知医生诊视病人，必要时协助医生检查	● 检查时注意保护病人
(5) 填写住院病历和有关护理卡片	
(6) 通知营养室为病人准备膳食	● 根据病人病情，提供合适的膳食种类
(7) 入院护理评估病人	● 对病人的健康状况进行评估，了解病人的基本情况、健康问题以及身心需要，拟定初步的护理计划

操作步骤	要点说明
(8) 向病人及家属介绍病室环境、有关规章制度、床单位及其设备的使用方法，使病人尽快熟悉新环境	● 指导常规标本（如大便、小便、痰液）的留取方法、时间及注意事项 ● 告知病人及家属相关事项，使病人了解自己的权利和义务，应该遵守的规章制度
▲急诊病人入病区后的护理	● 病区接收的急诊病人多从急诊室直接送入或经急诊手术后转入
(1) 接通知后立即备好床单位，在床上加铺橡胶单和中单，将病人安置在重危病室或抢救室	● 对于急诊手术病人应准备好麻醉床
(2) 通知医生做好抢救准备，并准备好急救物品及药品	● 常规准备氧气、吸引器、抢救车等
(3) 配合医生进行抢救，并密切观察病情变化，做好护理记录	
(4) 病情危重的、不能正确叙述病情和要求的病人，需要留陪送人员，以便询问病情等有关情况	● 语言障碍、听力障碍、意识不清楚的病人或婴幼儿等，均须暂留陪送人员

2. 注意事项

（1）危、急、重症病人、即将分娩、体质虚弱者可酌情免浴。如有虱、虮者，先行灭虱、虮，再做卫生处置。传染病病人或疑似传染病者应在隔离室处置。

（2）护送病人入病区的途中要注意病人的安全和保暖，不应停止必要的治疗（如输液、给氧）。

（3）护送病人入病区后，与病区值班护士交接病人的病情、所采取或需继续的治疗护理措施、个人卫生情况及物品等。

（4）病人的病历必须按一定顺序整理好，用蓝色钢笔逐项填写住院病历眉栏及各种表格；用红色钢笔在当日体温单相应时间 40～42℃的横线之间纵行填写入院时间。

（5）急诊病人入病区后医生未到位之前，护士应根据病情做出初步判断，给予紧急处理，如吸氧、吸痰、止血、建立静脉输液通道等。

（6）对于不能正确叙述病情和要求的病人，必须暂留陪送人员，以便询问病情等有关情况。

【评价】

1. 病人了解医院的相关制度，基本熟悉环境，能适应医院生活。

2. 病人能积极配合治疗护理。

3. 护患沟通有效。

（二）病人出院的护理

出院护理是指护理人员对即将出院的病人进行出院指导，帮助其掌握出院后巩固疗效恢复健康的相关知识；同时协助病人办理出院手续；清洁、消毒和整理床单位。

【目的】

1. 对病人进行出院指导，帮助其了解遵守医嘱按时接受治疗或定期复诊的必要性。

2. 指导病人办理出院手续。

3. 清洁、消毒和整理床单位，准备迎接新病人。

【评估】

1. 病人的病情及康复情况。

2. 病人的活动、情绪状况及理解配合能力。

3. 病人对出院后在休息、饮食、用药、功能锻炼和复查等相关知识的掌握情况。

【计划】

1. 护士准备　洗净双手，着装整齐。熟悉出院护理的程序，了解病人的需要。

2. 用物准备　病人出院护理评估单、更换床单位用物，必要时可为病人或家属提供有关疾病的相关资料。

【实施】

1. 操作步骤

操作步骤	要点说明
1. 医生根据病人健康恢复情况决定出院日期，护士根据出院医嘱，将出院日期提前通知病人及家属，协助病人做好出院准备	● 病人作好身心准备，以适应出院后的生活和康复治疗
2. 评估病人身心需要，针对病人康复情况进行健康教育，必要时可为病人或家属提供有关疾病的相关资料，便于病人和家属掌握有关的护理知识、技能和护理要求	● 指导病人出院后在休息、饮食、用药、功能锻炼和定期复查等方面的注意事项
3. 出院前征求病人及家属对医院医疗护理等各项工作的意见和建议	● 征求意见，改进工作方法，提高医疗护理质量
4. 出院当日停止一切医嘱，注销所有治疗、护理执行单，撤去"病人一览表"上的诊断卡及床头卡	

操作步骤	要点说明
5. 填写出院通知单，通知病人或家属到出院处办理出院手续	
6. 协助病人整理用物	● 护士收回病人住院期间所借的物品，并消毒处理，同时归还病人寄存的物品，协助病人整理好个人用物
7. 根据病人的具体情况，采取不同的方式护送病人出病区	● 步行、轮椅、平车或担架等
8. 病人床单位的处理　撤除床上用物，进行消毒、清洁处理。铺好备用床，准备迎接新病人	● 病人出院后方可进行床单位的处理，避免给病人造成心理上的不舒适 ● 注意病室内有无病人进餐或治疗
9. 按相关要求整理病人病历，交病案室保存	● 病历是医院的重要文件资料，病历记录了病人在住院期间疾病的发生、诊断、治疗、护理、发展及转归的过程，必须妥善保管

2. 注意事项

(1) 出院前护士应对病人的身心状况进行评估，并填写病人出院护理评估单，指导病人出院后在休息、饮食、用药、功能锻炼和定期复查等方面的注意事项。同时，做好病人的心理护理，给予病人安慰与鼓励，增强病人康复的信心，减轻病人因离开医院所产生的恐惧和焦虑感。

(2) 病人出院后需继续服用的药品，按医嘱处方到药房领取药物，并交病人或家属带回，同时给予病人用药知识的指导。

（3）用红色钢笔在当日体温单相应时间 40～42℃的横线之间纵行填写出院时间，停止一切医嘱。

（4）传染性疾病病人的床单位及病室，均按传染病终末消毒法处理。

【评价】

1. 对病人的出院指导有效，病人能遵守医嘱按时接受治疗或定期复诊。

2. 病人能顺利办理出院手续。

3. 病人床单位处理正确。

4. 护患沟通有效，对治疗护理满意。

（郭红霞）

四、卧位与安全

（一）常用卧位

维持正确的姿势和卧位，可使病人感到舒适和安全，有利于治疗和护理的顺利进行，预防并发症的发生。

【目的】

1. 维持适当的卧位，使病人感觉舒适，预防因长期卧床可能导致的并发症。

2. 方便检查、治疗和护理，使治疗护理工作顺利进行。

【评估】

1. 病人的病情、治疗、护理状况和检查需求。

2. 病人的意识状态、合作程度。

3. 病人的活动能力、体重、皮肤受压情况。

【计划】

1. 护士准备　洗手、着装整齐。熟悉各种卧位的操作方法，并向病人解释操作的目的和方法，以取得病人的配合。

2. 用物准备　枕头。必要时准备膝枕、靠背架、跨床小桌、木墩等。

3. 病人准备　了解操作的目的、方法及注意事项，能主动配合。

4. 环境准备　移开障碍物，方便操作。

【实施】

1. 操作步骤

操作步骤	要点说明
1. 携用物至床旁，再次给病人及家属解释，以取得合作	
2. 根据病人的病情、检查、治疗需要，协助病人采取不同的卧位	
▲仰卧位	
（1）去枕仰卧位	● 适用于全身麻醉未清醒、昏迷病人、椎管内麻醉、脊髓腔穿刺后的病人
协助病人去枕仰卧，头偏向一侧，两臂放于身体两侧，枕头横立于床头	● 预防因脑压降低而引起的头痛 ● 预防呕吐物误吸入呼吸道 ● 预防病人躁动时，撞伤头部
（2）中凹卧位	● 用于休克病人
抬高头胸部约 10°～20°，抬高下肢约 20°～30°，密切观察病情变化	● 有利于保持气道通畅，改善缺氧症状 ● 有利于静脉血回流，增加心输出量
（3）屈膝仰卧位	● 用于腹部检查或导尿、会阴冲洗等操作
病人仰卧，头下垫枕头，两臂自然放于身体两侧，两膝屈曲，稍向外分开	● 腹肌放松，利于腹部检查
▲侧卧位	● 是最常见的自然卧位。用于灌肠、肛门检查、配合胃肠镜检查、臀部肌内注射等。与其他卧位交替进行，可以预防压疮等并发症发生

操作步骤	要点说明
病人侧卧，两臂屈肘，一手放在枕旁，一手放在胸前，下腿伸直，上腿弯曲。在两膝之间、胸腹部、背部可放置软枕支撑病人	● 使病人感觉舒适 ● 增大受力面积，增加病人的稳定性
▲半坐卧位	● 适用于面部及颈部手术后病人；心肺疾病引起呼吸困难的病人；腹腔、盆腔手术后或有炎症的病人；腹部手术后病人；疾病恢复期体质虚弱的病人 ● 病人采用半坐卧位以后，回心血量减少，可以减轻肺部淤血和心脏负担。同时可使膈肌下降，增加肺活量，有利于气体交换，改善呼吸困难 ● 可引流渗液和减轻伤口张力，利于伤口的愈合
（1）摇床：先摇起床头支架呈30°～50°，再摇起膝下支架。床尾可置一软枕，垫于病人足底。放平时，先摇平膝下支架，再摇平床头支架	● 防病人下滑 ● 注意观察病人身体的反应，以防止体位的改变引起病人的不适
（2）靠背架：将病人上半身抬高，在床褥下放一靠背架，下肢屈膝用中单包裹膝枕垫于膝下，中单两端固定在床沿，余同摇床	● 膝下垫软枕，避免病人下滑
▲端坐位	● 适用于心力衰竭、心包积液、支气管哮喘发作时的病人

续表

操作步骤	要点说明
病人坐在床上，用床头支架或靠背架将床头抬高 70°～80°，再摇起病人膝下支架约 15°～20°。将跨床小桌放于床上，桌上放一软枕	● 使病人的背部能有依靠 ● 支撑病人，避免下滑 ● 病人前倾时能有依托，病人可以把两臂放于桌上，扶桌休息
▲俯卧位	● 适用于腰背部检查；脊椎手术；腰、背、臀部有伤口，不能平卧或侧卧的病人；胃肠胀气所致腹痛
病人俯卧，两臂屈曲放于头的两侧，两腿伸直，胸下、髋部及踝部各放一软枕，头偏向一侧	● 避免压迫伤口、方便检查或手术 ● 避免影响病人呼吸
▲头低足高位	● 适用于肺部分泌物引流；十二指肠引流；妊娠时胎膜早破；跟骨或胫骨结节牵引时，利用人体重力作为反牵引力
病人仰卧，枕头横立于床头，床尾用支托物垫高 15～30cm	● 避免病人头部碰伤
▲头高足低位	● 用于颈椎骨折的病人作颅骨牵引；颅脑手术后的病人
床头用支托物垫高 15～30cm，病人仰卧，将一个枕头横立于床尾	● 颅骨牵引时，作反牵引力 ● 减轻颅内压，预防脑水肿 ● 避免病人足底触及床栏
▲膝胸位	● 用于肛门、直肠、乙状结肠镜检查及治疗；纠正胎位不正（如臀先露）及子宫后倾；促进产后子宫复原

操作步骤	要点说明
协助病人跪于床面，两腿稍分开，小腿伸直平放于床上，大腿和床面垂直，胸贴床面，腹部悬空，背部伸直，臀部抬起，头转向一侧，两臂屈肘放于头两侧	
▲截石位	● 适用于病人会阴、阴道、子宫颈及肛门检查、治疗或手术；产妇分娩时的卧姿
病人仰卧于检查台上，两腿分开，放于支腿架上，臀部平齐台边，两手放在身体两侧或胸前	● 臀部垫纸巾或治疗巾，一人一换，避免交叉感染

2. 注意事项

（1）在变化体位的过程中，应注意观察病人的反应，防止因体位的改变引起病人的不适。

（2）半坐卧位的病人膝下垫软枕，避免病人下滑。

（3）注意遮挡病人及保暖。

【评价】

1. 护患沟通有效，病人理解卧位的目的并主动配合。

2. 病人身体各部位维持良好的功能位置。

3. 病人安全，未发生并发症。

4. 护士动作轻稳、协调。

（二）协助病人更换卧位

协助活动能力受限的病人更换卧位，使病人感觉舒适，同时预防压疮等并发症。

【目的】

1. 协助不能起床的病人更换卧位，使病人感觉舒适。

2. 减轻病人局部组织受压，预防压疮等并发症发生。

3. 检查、治疗和护理的需要。

【评估】

1. 病人的体位、体重及肢体活动情况。

2. 病人有无身体创伤、骨折固定、牵引等情况存在。

3. 病人局部皮肤受压情况。

4. 病人的病情及治疗需求。

5. 病人的心理状况及配合能力。

【计划】

1. 护士准备　洗手、着装整齐。熟悉更换卧位的操作方法。

2. 用物准备　枕头。

3. 病人准备　了解操作的目的、方法及注意事项，能主动配合。

4. 环境准备　移开障碍物，保证操作顺利进行。

【实施】

1. 操作步骤

操作步骤	要点说明
1. 携用物至床旁，核对床号、姓名	● 以取得病人的合作
2. 向病人及家属解释操作目的及有关注意事项	
3. 固定床轮	● 避免床的移动
4. 协助病人仰卧，两手放于腹部。将各种导管及输液装置等安置妥当，必要时将盖被折叠于床尾或一侧	● 避免翻身时牵拉导管，导致导管脱落和病人的不适

操作步骤	要点说明
5. 根据病人的病情及卧位需要，协助病人进行卧位的更换	
▲一人协助病人翻身侧卧法	● 适用于体重较轻的病人
（1）将对侧床档拉起、固定	● 防止病人坠床
（2）先将病人肩部、臀部移近操作者侧床沿，再将病人双下肢移近操作者侧床沿，嘱病人屈膝	● 使病人尽量靠近操作者，以缩短重力臂，达到省力 ● 可使病人翻身后侧卧于床的中央
（3）操作者一手扶肩，一手扶膝部，轻轻将病人转向对侧，使其背向操作者	● 不可拖拉病人，以免擦伤皮肤
▲二人协助病人翻身侧卧法 （1）拉起对侧床档并固定	● 适用于体重较重或病情较重的病人 ● 防止坠床
（2）操作者两人站立于病床的同侧，一人托住病人的颈肩部和腰部，另一人托住臀部和腘窝，两人同时将病人抬起移向近侧	● 病人的头部应予以托持 ● 病人身体要抬离床面，避免拖拉
（3）再分别扶住病人的肩、腰、臀、膝部，轻轻地同时用力将病人转向对侧	● 两人的动作应协调轻稳
6. 按侧卧位的要求，在病人背部、胸前及两膝间放置软枕，根据情况放下床档，视病人安全、无需要后离开	● 扩大支撑面，增进舒适，确保卧位稳定、安全
7. 记录翻身时间和皮肤情况	

2. 注意事项

（1）协助病人更换卧位时，应注意节力原则和安全措施。

（2）二人协助病人翻身侧卧时，注意动作协调轻稳。

（3）协助病人更换卧位的过程中，注意不可拖拉，应将病人身体抬离床面再移动，以免擦伤皮肤。

（4）注意观察病情与受压部位情况，并酌情确定翻身间隔时间，同时做好交接班。

（5）对有特殊情况的病人（如颅脑手术病人）更换卧位时，应注意保证病人安全。

【评价】

1. 操作者动作轻稳、协调，病人安全。

2. 皮肤受压情况得到改善。

3. 无关节畸形等并发症发生。

4. 护患沟通有效，病人乐意接受，并主动配合。

（三）协助病人移向床头法

协助已滑向床尾而又不能自己移动的病人移向床头。

【目的】

使病人睡卧舒适、预防压疮等并发症。

【评估】

1. 病人身体下移的情况及向床头移动的距离。

2. 病人身体活动的情况，是否能协助完成上移。

3. 有无输液、引流管、石膏或夹板固定。

【计划】

1. 护士准备 洗手、着装整齐。熟悉协助病人移动的操作方法

2. 病人准备 了解操作的目的、方法及注意事项，能主动配合。

3. 环境准备 移开障碍物，保证环境宽敞。

【实施】

1. 操作步骤

操作步骤	要点说明
1. 向病人及家属解释操作目的及有关事项	● 取得病人的合作
2. 将各种导管及输液装置安置妥当，必要时将盖被折叠于床尾或一侧	
3. 根据病情放平床头和膝下支架，枕头横立于床头	● 避免撞伤病人
4. 移动病人	
▲一人协助病人移向床头法	● 适用于体重较轻且能配合的病人
（1）病人仰卧屈膝，双手握住床头栏杆	
（2）操作者一手托住病人的肩部，另一手托住病人的臀部	
（3）操作者在托起病人的同时，嘱病人两脚蹬床面，挺身上移	● 避免拖拉所导致病人皮肤受损
▲二人协助病人移向床头法	● 适用于病情较重或体重较重的病人
（1）病人仰卧屈膝	
（2）护士两人分别站于病床两侧，交叉托住病人的颈肩部和臀部；或两人站在同侧，一人托住颈肩部及背部，另一人托住腰部及臀部，两人同时用力将病人抬离床面移向床头	● 移动病人时动作应协调统一 ● 避免擦伤病人皮肤
5. 放回枕头，协助病人取舒适卧位，整理床单位	● 病人睡卧舒适

2. 注意事项

（1）操作前，枕头横立于床头，避免碰撞病人头部。

（2）两人协助病人移向床头时，动作应平稳协调。

（3）在操作过程中，注意节力，同时应避免拖拉。

【评价】

1. 病人上移达到预定的高度。

2. 操作者动作轻稳、协调，病人安全。

3. 护患沟通有效，病人主动配合。

（四）保护具的运用

保护具（protective device）是用来限制病人身体或身体某部位的活动，以达到保护病人安全，确保治疗、护理工作的顺利进行。

【目的】

1. 防止高热、谵妄、昏迷、躁动及危重病人因意识不清而发生坠床、撞伤及抓伤等意外，确保病人安全。

2. 保证治疗、护理工作的顺利进行。

【评估】

1. 病人病情、意识状况，是否存在意外损伤的可能。

2. 病人及家属对应用保护具的理解及合作程度。

【计划】

1. 护士准备　衣帽整洁，修剪指甲，洗手，戴口罩。熟悉各种保护具的应用。

2. 用物准备　根据需要准备床档、各种约束带及棉垫，支被架。

3. 病人及（或）家属准备　了解使用保护具的重要性、安全性、注意事项及配合要点。

4. 环境准备　病床周围宽敞，必要时移开床旁桌椅。

【实施】

1. 操作步骤

操作步骤	要点说明
携用物至床旁，根据病人的情况和需要，采取以下保护措施	
▲床档 向病人及家属再次解释使用床档的目的及方法。将床档放置在床的两侧边沿。常用的床档有两种，一种是多功能床档，使用时插入两边床缘，不用时插于床尾。另一种为半自动床档，固定于两侧床缘，按需升降	● 预防病人坠床 ● 建立安全感并取得合作 ● 床档应两侧同时使用 ● 在进行治疗和护理时，可以暂时取下床档，待操作结束后，再将床档还原
▲约束带	● 用于躁动病人，限制其身体及肢体的活动
（1）宽绷带约束	● 常用于固定病人手腕和踝部
先用棉垫包裹手腕部或踝部，再用宽绷带打成双套结，套在棉垫外稍拉紧。然后将带子系于床缘上	● 保护局部皮肤，同时注意松紧适宜，以肢体不易脱出、血液循环不受影响为宜 ● 保持肢体处于功能位置
（2）肩部约束带	● 用于固定肩部，限制病人坐起，防止病人躁动时发生坠床或撞伤的危险
操作时，在病人两侧肩部套上袖筒，腋窝衬棉垫，两袖筒上的细带在胸前打结固定，把两条较宽的长带尾端系于床头	● 固定的松紧要适宜，注意观察肢端血循环和皮肤感觉情况，定时放松约束带，避免腋窝血液循环受阻 ● 保持病人的肢体处于功能位置

操作步骤	要点说明
（3）膝部约束带 　　操作时，两膝衬棉垫，将约束带横放于两膝上，两头带各缚住一侧膝关节，然后将宽带两端系于床缘	● 用于固定膝部，限制病人下肢活动 ● 约束带只适宜短期使用 ● 保持病人卧位舒适并经常协助病人更换卧位 ● 注意观察肢体远端的血液循环
▲支被架 　　使用时，将支被架罩于防止受压的部位，盖好盖被	● 主要用于肢体瘫痪或极度衰弱的病人，防止被盖压迫肢体而导致不舒适或其他并发症。也可用于灼伤病人的暴露疗法而需要保暖时

2. 注意事项

（1）严格掌握保护具应用的适应证，维护病人的自尊。

（2）保护具只能短期使用，使用时注意病人肢体应处于功能位置。

（3）使用约束带时，带下应垫衬垫，固定松紧适宜。注意观察受约束部位的血液循环和皮肤感觉情况，定时松解。

（4）记录使用保护具的原因、时间、观察结果、相应的护理措施及解除约束的时间。

【评价】

1. 病人或家属了解使用保护具的目的，愿意配合。

2. 病人处于安全保护中，未发生意外损伤。

3. 定时松解约束带，协助病人翻身活动，无并发症发生。

（张凤英）

五、运送病人法

使用不同的运送工具运送不能自行移动病人的入院、检查、治疗、出院等活动时的方法。如轮椅、平车等运送方法。

（一）轮椅运送法

【目的】

1. 护送不能行走但能坐起的病人入院、出院、检查、治疗以及室外活动。

2. 帮助病人离床活动，促进血液循环和体力恢复。

【评估】

1. 病人的病情及肢体活动受限制的状况。

2. 病人是否有坐轮椅的体验。

3. 病人的意识状态及合作程度。

4. 室外温度情况（决定是否需要带外衣、毛毯等）。

5. 轮椅各部件的性能是否良好。

【计划】

1. 护士准备　着装整洁、洗手，熟悉轮椅运送的操作方法，向病人解释轮椅运送中的注意事项。

2. 用物准备　轮椅，根据季节备毛毯，别针，需要时准备软枕。

3. 病人准备　病人了解轮椅运送的方法和目的，能够主动配合操作。

4. 环境准备　环境宽敞，无障碍物，地面防滑。

【实施】

1. 操作步骤

操作步骤	要点说明
1. 检查轮椅性能正常，推轮椅至病人床旁，轮椅靠背与床尾平齐，面向床头，将轮闸制动，翻起脚踏板	● 应仔细检查轮椅的车轮、椅座、椅背、脚踏板及刹车等各部件的性能，以保证安全 ● 缩短距离，方便病人入座；防止车轮滑动
2. 核对床号、姓名，再次向病人解释操作的目的、方法与配合事项	
3. 天冷需用毛毯保暖时，将毛毯单层的两边平均地直铺在轮椅上，使毛毯上端高过病人颈部约15cm	● 寒冷季节注意保暖
4. 协助病人坐于床缘，嘱病人以手掌撑住床面维持坐姿，协助病人穿衣和鞋袜	● 询问和观察病人有无眩晕和不适。身体虚弱者，协助其取坐位后应适应片刻，以免发生体位性低血压
5. 协助病人坐入轮椅　护士站在轮椅背后，固定轮椅，嘱咐病人扶着轮椅的把手，身体置于椅座中部向后靠坐稳；对于不能自行下床的病人，可扶病人坐起并移至床旁。护士面对病人双脚分开站立，请病人双手置于护士肩上，护士双手环抱病人腰部，协助病人下床。告知病人用其近轮椅侧手扶住轮椅把手，转身坐入轮椅中；或由护士环抱病人，协助病人坐入轮椅中	● 移动中随时观察病人变化

操作步骤	要点说明
6. 翻下脚踏板，病人双脚置于脚踏板上	● 使足部获得支托，保持病人舒适 ● 病人如有下肢浮肿、溃疡或关节疼痛，可在脚踏板上垫以软枕，抬高双脚
7. 嘱病人双手扶着轮椅把手，尽量向后靠坐稳，抬头，不可前倾、自行站起或下轮椅	● 确保病人安全 ● 如病人身体不能保持平衡应系安全带固定，避免发生意外
8. 将毛毯上端的边缘翻折约10cm围在病人颈部，用别针固定，并用毛毯围裹两臂做成两个袖筒，各用一个别针在腕部固定，再用毛毯围好上身，并将双下肢和两脚包裹在毛毯内	● 保暖，避免病人受凉
9. 整理好床单位，铺成暂空床	
10. 观察病人，确定病人无不适后，打开轮闸，运送病人至目的地	● 运送途中注意观察病人的病情有无变化，下坡时嘱病人抓紧把手并减速；过门槛时翘起前轮，避免过大的震动，保证病人安全
11. 下轮椅时，将轮椅推至床尾，制动轮闸，翻起脚踏板	
12. 护士位于病人面前，两脚前后分开，屈膝屈髋，两手置于病人腰部，病人双手放于护士肩上。协助病人站立，慢慢坐回床沿；协助脱去鞋子和保暖外衣	● 也可利用轮椅把手、床沿等，协助病人站立

续表

操作步骤	要点说明
13. 协助病人取舒适卧位，盖好盖被	
14. 整理床单位，观察病情，视病人无需要后离开，推轮椅回原处放置，需要时做记录	

2. 注意事项

（1）使用前，应仔细检查轮椅各部件的性能，确保安全。

（2）寒冷季节应注意保暖。

（3）推轮椅时注意保持速度适宜，不宜过快，并随时观察病情，以免病人感觉不适和发生意外，确保病人安全。

【评价】

1. 病人安全，无不适感觉。

2. 护士操作规范，动作轻稳、协调、省力。

3. 护患沟通有效，病人主动配合。

（二）平车运送法

【目的】

运送不能起床的病人外出检查、治疗或者转运到其他病室。

【评估】

1. 病人的病情、躯体活动及体重情况。

2. 病人是否有躺卧平车的体验。

3. 病人的意识状态及合作程度。

4. 平车性能是否正常。

5. 室外温度情况。

【计划】

1. 护士准备 洗手、穿戴整齐。熟悉平车运送病人的方法。

2. 用物准备 平车，床褥，大单，枕芯和枕套，棉被或毛毯。如为骨折病人，应有木板垫于平车上，并将骨折部位固定稳妥；如系颈椎、腰椎骨折或病情较重的病人，应备有帆布中单。

3. 病人准备 了解搬运方法及配合事项，能主动配合。

4. 环境准备 环境宽敞，道路通畅，无障碍物。

【实施】

1. 操作步骤

操作步骤	要点说明
1. 将平车推至床旁，核对病人，向病人或家属说明操作的目的、方法、和配合事项	● 确认病人，取得合作
2. 妥善固定好病人身上的导管、输液管等	● 避免导管或输液管脱落、受压或折叠
3. 根据病人的病情和体重采用不同的搬运方法	● 应根据病人的体重及病情确定需几人进行搬运
▲挪动法	● 适用于病情较轻，且能在床上配合的病人
(1) 移开床旁桌椅，松开盖被，嘱病人自行移动至床缘	
(2) 将平车紧靠床边，大轮端靠床头，轮闸制动	● 平车贴近床边便于搬运 ● 搬运者在平车一侧固定平车，防止平车移动
(3) 协助病人按上半身、臀部、下肢的顺序依次向平车挪动，病人头部卧于大轮端	● 自平车移回床上时，先帮助其移动下肢，再移动上半身

操作步骤	要点说明
▲一人搬运法	● 适用于上身能在床上活动，体重较轻者
（1）移床旁椅至对侧床尾，推平车至床尾，使平车头端（大轮端）与床尾成钝角，轮闸制动	● 缩短搬运距离
（2）松开盖被，协助病人穿好衣服	
（3）操作者一臂自病人近侧腋下伸至对侧肩外侧，另一臂在同侧伸入病人股下至对侧；嘱病人双臂交叉依附于搬运者颈后并双手用力握住。然后操作者抱起病人移步转身，轻轻放在平车上	
▲二人搬运法	● 适用于病情较轻，但自己不能活动者
（1）同一人搬运法（1）～（2）	
（2）操作者甲、乙站在同侧床边，请病人双手交叉于胸腹前，协助其移至床沿	
（3）搬运者甲一手臂托住病人头、颈、肩部，一手臂托住腰部；乙一手臂托住病人臀部，一手臂托住膝部。二人同时用力抬起病人，尽量使病人身体向操作者倾斜，同时移步将病人放于平车上	● 身高者托住病人上半身，使病人头处于高位，以减轻不适 ● 病人尽量靠近搬运者，缩短阻力臂，以减轻身体重力线的偏移程度，达到省力目的
▲三人搬运法	● 适用于病情较重，自己不能活动而体重又较重者

操作步骤	要点说明
(1) 同一人搬运法（1）～（2）	
(2) 操作者甲、乙、丙站在同侧床边，病人双手交叉于胸腹前，协助其移至床沿	
(3) 操作者甲一手臂托住病人头、颈、肩部，另一手臂置胸背部；乙一手臂托住病人腰部，另一手臂置臀下；丙一手臂托住病人膝部，另一手臂置小腿处。三人同时用力抬起病人，使病人身体向操作者倾斜，同时移步将病人放于平车上	● 三位操作者由床头按身高顺序排列，高者在病人头侧，使病人头位于高处，以减轻不适 ● 由一人喊口令同时用力抬起病人，以保持平稳，避免意外的发生
▲ 四人搬运法	● 适用于颈椎、腰椎骨折病人或病情较重的病人
(1) 移开床旁桌椅，松开盖被，在病人腰臀下铺帆布中单	● 中单的质量一定要能承受住病人的体重
(2) 将平车紧靠床边与床平行，大轮端靠床头，轮闸制动	● 骨折病人车上需垫木板，并固定好骨折部位
(3) 操作者甲站在床头托住病人的头、颈、肩部；乙站于床尾托住病人的两腿；丙、丁二人分别站于病床及平车两侧，紧紧抓住帆布中单四角，四人同时用力抬起病人轻放于平车上	● 多人搬运时动作必须协调一致，站于病人头侧的护士注意观察病情变化 ● 对颈椎损伤或怀疑颈椎损伤的病人，搬运时要保持头部处于中立位，并沿身体纵轴向上略加牵引颈部，缓慢移至平车中央。病人取仰卧位，并在颈下垫小枕或衣物，头颈两侧用衣物或沙袋加以固定。如果搬运不当可能引起高位脊髓损伤，病人则立即发生高位截瘫，甚至在短时间内死亡

操作步骤	要点说明
4. 协助病人卧于平车中央，用盖被包裹病人，先盖脚部，然后两侧，露出头部，上层边缘向内折叠	● 病人保暖舒适，整齐美观
5. 整理病人床单位	● 保持病室整齐、美观
6. 打开轮闸，运送病人至指定地点	● 运送过程确保病人安全、舒适

2. 注意事项

（1）搬运时动作轻稳，协调一致，确保病人安全、舒适。

（2）操作中遵循节力原则。

（3）运送病人途中要注意：①病人的头部应卧于平车的大轮端（因大轮转动次数少，可减少颠簸）；②车速适宜；③护士站在病人头侧，便于观察病情及病人面色、呼吸及脉搏的变化；④平车上下坡时，病人头部应位于高处，以免引起不适；⑤冬季注意保暖，避免受凉；⑥有输液和引流管时注意固定妥当并保持通畅；⑦进出门时应先将门打开，不可用车撞门，避免病人不适或损坏建筑物；⑧骨折病人应固定好骨折部位再搬运。

【评价】

1. 病人感觉平稳、舒适、安全。

2. 搬运病人动作正确、节力，配合协调。

3. 运送病人时，注意观察病人情况，并进行有效护患沟通。

（三）担架运送法

担架是运送病人最基本、最常用的工具，特别是在野外急救的过程中，其特点是运送病人平稳，对体位影响较小。

使用各种交通工具时上下方便，且不受地形、道路等条件限制。

【目的】

野外病人的转运。

【评估】

同平车运送法。

【计划】

1. 护士准备　着装整洁，根据病人情况决定搬运人数。熟悉担架运送方法。

2. 用物准备　担架一副（通常使用帆布担架，如现场急救缺少担架，可使用木板等替代品），所有结构须牢固，尤其简易担架更应牢固、可靠，避免在转运途中发生断裂，造成病人损伤。担架上须铺有软垫，其他用物同平车运送法。

3. 病人准备　了解担架运送过程及配合方法。

4. 环境准备　环境宽敞，道路通畅，无障碍物。

【实施】

1. 操作步骤

操作步骤	要点说明
▲三人搬运法	
（1）操作者位于病人同一侧，甲一手托起病人的头、颈、肩部，一手托起病人的腰部；乙、丙分别托起病人的腰、臀部和双下肢。清醒病人嘱其用双手环抱操作者甲的颈部，三人同时用力，将病人轻抬慢放于担架上	● 三人须配合协调，正确运用人体力学 ● 病人四肢不可靠近担架边缘，以免碰撞造成损伤
（2）盖好盖被，病人取平卧位	

操作步骤	要点说明
(3) 颅脑损伤、颌面部外伤及昏迷病人应将头偏向一侧	● 保持呼吸道通畅，防止舌根后坠堵塞呼吸道，或分泌物、呕吐物吸入气管而引起窒息。运送途中随时注意观察病人的病情变化 ● 颈椎骨折病人不能移动头颈部
▲滚动搬运法 (1) 将病人四肢伸直，并拢，向床边移动，将担架放置于病人身旁	● 适用于胸、腰椎损伤者 ● 腰椎损伤病人使用硬板担架
(2) 操作者位于病人同一侧，甲扶持病人的头、颈及胸部，乙扶持病人的腰及臀部，丙扶持病人的双下肢。三人同时像卷地毯或滚圆木样使病人成一整体向担架滚动	
(3) 使病人位于担架中央，采取仰卧位，盖好盖被	● 受伤的胸腰椎下方垫一约10cm厚的小枕或衣物 ● 如为帆布担架，应让病人俯卧，使脊椎伸直
▲平托法 (1) 搬运者站在病人和担架同一侧，将担架移至病人身旁	● 适用于颈椎损伤的病人
(2) 由一人或二人托起病人的头、颈部，另外二人分别托起病人的胸、腰、臀及上、下肢。搬运者将病人水平托起，头部处于中立位，并沿身体纵轴向上略加牵引颈部或由病人自己用双手托起头部，缓慢转移至担架上	● 移动病人时确保安全，避免损伤 ● 移动中注意病情变化

操作步骤	要点说明
（3）病人采取仰卧位，卧于担架的中央，并在颈下垫相应高的小枕或衣物，保持头颈中立位。头、颈两侧应用衣物或沙袋加以固定	● 注意保持头颈中立位 ● 防止头颈左右旋转活动

2. 注意事项

（1）搬运时动作轻稳，协调一致，遵循节力原则，确保病人安全、舒适。

（2）胸、腰椎损伤病人使用硬板担架。

（3）上下交通工具或上下楼时，病人的头部始终处于高位。

（4）运送时，病人的头在后，便于观察病情。

【评价】

1. 病人安全、无加重损伤等，病人的持续性治疗不受影响。

2. 护患沟通有效，达到预期结果。

3. 护士能正确运用人体力学原理，做到节力、安全，配合协调。

（张凤英）

六、洗手技术与手的消毒

（一）洗 手 技 术

有效地洗手可以清除手上 99％ 以上的各种暂住菌，切断通过手传播疾病的途径。为减少医院感染的发生，医务人员必须认真洗手。

【目的】

去除手上污垢和大部分暂居微生物。

【评估】

1. 进入或离开病房之前。

2. 在病室中由污染区进入清洁区之前。

3. 处理清洁或无菌物品之前。

4. 无菌操作前后。

5. 手上有污物或与微生物污染的物品或体液接触后。

6. 接触病人伤口前后。

7. 手与任何病人接触前后。

8. 在同一病人身上，从污染部位操作转为清洁部位操作之间。

9. 戴手套之前，脱手套之后。

10. 戴、脱口罩前后，穿、脱隔离衣前后。

11. 上厕所前后。

【计划】

1. 护士准备　衣帽整洁，手被污染前修剪指甲，取下手上饰物或手表，卷袖过肘或前臂中份。

2. 用物准备　肥皂液或肥皂，擦手巾（纸巾或暖风吹手设备），流动自来水及水池设备，盛用过的擦手巾的容器。

3. 环境准备　清洁，宽敞，光线适宜。

【实施】

1. 操作步骤

操作步骤	要点说明
1. 打开水龙头，调节合适的水流及水温，流水浸湿双手	● 水勿开得太大，以免溅湿工作服 ● 水温适宜，过冷过热均可使皮肤干燥
2. 取皂液涂抹双手，揉搓双手、手腕及腕上 10cm。搓揉双手的方法和顺序是 　（1）十指并拢，掌心擦掌心 　（2）右手掌心与左手手背互擦，左手掌心与右手手背互擦 　（3）掌心擦掌心，十指交叉 　（4）双手指互扣互擦指背 　（5）左拇指在右手掌心中旋转，右拇指在左手掌心中旋转 　（6）右手指尖摩擦左手掌心，左手指尖摩擦右手掌心 　（7）搓揉手腕部分	● 特别注意指尖、指缝、指关节等处的清洗
3. 流水冲净皂液，关闭水龙头	● 通过对手各部位的机械揉搓和流水冲洗可去除大部分的微生物

操作步骤	要点说明
4. 擦手巾擦干双手或烘干双手	● 冲洗时保持指尖向下 ● 流水冲洗可避免污水污染双手 ● 注意保持擦手巾的清洁干燥，每日消毒，最好使用一次性纸巾

2. 注意事项

（1）手部不配带戒指等饰物。

（2）手的各个部位均应洗到、冲净。

（3）注意调节水的温度和水流量大小，避免污染环境及溅湿工作服。

（4）手未受到病人血液、体液等物质明显污染时，可使用速干手消毒剂消毒双手代替洗手。

【评价】

1. 操作程序正确，手的各个部位均已洗到、冲净。

2. 工作服未溅湿，周边环境未污染。

3. 洗手后，医护人员手上未检出致病性微生物。

（二）传染病室刷手法

【目的】

1. 避免感染与交叉感染。

2. 避免污染无菌物品或清洁物品。

【评估】

1. 接触每例传染病人和多重耐药菌株定植感染者之后。

2. 接触感染伤口和体液、血液之后。

3. 接触致病性微生物污染物品之后。

【计划】

1. 护士准备　衣帽整洁，手被污染前应修剪指甲，取下手部饰物，卷袖过肘。

2. 用物准备　已消毒的手刷，肥皂冻，避污纸，清洁干燥的擦手巾或暖风吹手设备，流动自来水及水池设备，盛用过的手刷、擦手巾、避污纸的容器各一。

3. 环境准备　宽敞，清洁，物品放置合理，取用方便。

【实施】

1. 操作步骤

操作步骤	要点说明
1. 用避污纸打开水龙头，调节水温和水流量，清水冲洗一只手前臂及手掌	● 工作服不可接触水池，水流量不宜过大，避免溅湿衣服，冲洗时指尖向下，避免污染肘部
2. 用另一只手取手刷蘸取肥皂冻，自上而下依次刷洗前臂、手腕、手背、手掌、指蹼、指缝及指尖。刷洗 30s 后用流水冲净	● 取用手刷时不得接触其他清洁手刷和容器 ● 分段刷洗：肘关节至前臂中段、前臂中段至腕部、腕部至指尖，每段应重叠，不得留有空白
3. 同样的方法取清洁手刷刷洗另一只手。反复两次，共刷洗 2min	● 刷洗时腕部低于肘部，不使污水倒流
4. 刷洗完毕，关闭水龙头。用擦手巾自上而下擦干双手或暖风吹手机吹干双手	● 擦干双手的顺序是从肘部到手掌方向进行

2. 注意事项

（1）手的各个部位均应刷洗并冲洗干净。

（2）注意调节水量的大小，避免污染环境及溅湿工作服或隔离衣。

（3）刷手和冲洗时注意腕部低于肘部，避免污水倒流导致污染。

（4）每只手应该刷洗两遍，每次 30s，共 2min。

（5）取用手刷及使用避污纸时，不得接触其他物品。

（6）使用后的手刷应放在指定容器中，一用一消毒。

【评价】

1. 严格执行消毒隔离制度，取刷、蘸取肥皂冻、开水龙头时未污染清洁的手刷、肥皂冻、水龙头。

2. 刷手的力度恰当，按顺序刷洗各部位。

3. 刷洗时工作服未被水溅湿。

（三）手的消毒

【目的】

去除和破坏暂居微生物。

【评估】

1. 实施侵入性操作之前。

2. 诊查、护理、治疗免疫功能低下的病人之前。

3. 接触每例传染病人和多重耐药菌株定植或感染者之后。

4. 接触感染伤口和体液、血液之后。

5. 接触致病微生物污染物品之后。

【计划】

1. 护士准备　衣帽整洁，手被污染前修剪指甲，取下手上饰物或手表，卷袖过肘。

2. 用物准备　洗手设备，清洁干燥的擦手巾或纸巾或暖风吹手设备，消毒液或消毒剂，避污纸、盛放消毒液或消毒剂的容器，盛用过的擦手巾或避污纸的容器。

3. 环境准备　清洁、宽敞，光线适宜。

【实施】

1. 操作步骤

操作步骤	要点说明
1. 用避污纸打开水龙头，调节水流量及水温进行卫生洗手并擦干	● 以提高消毒效果

操作步骤	要点说明
2. 用消毒液或消毒剂进行手的消毒，方法为：	● 消毒液或消毒剂的要求是不损伤皮肤、不引起过敏反应，作用快
（1）涂擦法：手掌对手掌、手背对手背、指尖对手掌、两手指缝相对互擦，手腕搓揉，重复三遍，涂擦约 2min。任其自干	● 手的各部位均应接触消毒液
（2）浸泡法：将双手完全浸入消毒液的液面下，并在消毒液中互相揉搓约 2min，顺序同涂擦法。任其自干	● 消毒液要浸没在肘部及以下 ● 使消毒剂充分发挥作用

2. 注意事项

（1）手的各个部位均应接触消毒液。

（2）注意调节水的温度和水流，避免污染环境及溅湿工作服。

（3）消毒液要定期检查、更换，保证其有效浓度。

【评价】

1. 操作程序正确。

2. 周边环境未污染。

3. 消毒手后，医护人员手上未检出致病性微生物。

（罗珊霞、李小萍）

七、无菌技术

无菌技术（aseptic technique）是指在医疗护理操作过程中，保持无菌物品不被污染、防止一切微生物侵入或传播给他人的一系列操作技术和管理方法，是预防医院感染的一项重要的基本技术。

（一）无菌持物钳的使用

【目的】

用于取放和传递无菌物品。

【评估】

1. 无菌操作区是否整洁、宽敞、安全。

2. 操作台是否清洁、干燥、平坦。

3. 根据夹取物品的种类选择合适的持物钳。

【计划】

1. 护士准备　着装整洁，修剪指甲、洗手、戴口罩。熟悉无菌持物钳的使用方法。

2. 用物准备　合适的无菌持物钳和盛放无菌持物钳的容器罐。

3. 环境准备　符合无菌技术操作原则。

【实施】

1. 操作步骤

操作步骤	要点说明
1. 检查无菌持物钳和容器罐的有效时间及消毒灭菌标示	
2. 打开浸泡无菌持物钳容器罐的盖	● 盖闭合时，无菌持物钳不可从盖孔中取、放
3. 操作者手指固定在持物钳的上1/3部分，闭合持物钳前端，并将钳移至容器中央。保持前端向下取出持物钳，关闭容器罐的盖	● 在取放过程中，持物钳的前端不可触及容器口边缘及液面以上的容器内壁，避免污染
4. 使用无菌持物钳时，始终保持持物钳的前端向下，且持物钳只能在操作者的腰部以上视线范围内移动，不可过高或过低	● 避免消毒液反流污染持物钳的无菌部分 ● 防止在视线以外的污染
5. 持物钳使用后，打开容器盖，闭合持物钳的前端垂直放入容器内，并打开前端浸泡消毒备用，关闭容器盖	● 持物钳的前端与消毒液充分接触，保持无菌

2. 注意事项

（1）严格遵守无菌技术操作原则。

（2）无菌持物钳只能用于夹取无菌物品，不能用于夹取油纱布、换药或消毒皮肤，未灭菌物品。

（3）使用无菌持物钳时，不可高举，也不可低于腰部视线范围以下，手不可触及无菌持物钳的无菌部分。

（4）无菌持物钳使用后应立即放回容器内，容器罐的盖应及时关闭，均不得在空气中暴露过久。

（5）到远处取用物品时，应将无菌持物钳和容器罐一同搬移。

（6）无菌持物钳一经污染或疑有污染时，应重新灭菌。

（7）无菌持物钳和存放容器要定期灭菌。浸泡保存时，每周清洁灭菌 2~3 次，使用频率高的要缩短更换周期，甚至每天更换一次；干燥保存时，持续使用 4h 后更换。

【评价】

1. 操作者准备符合要求。

2. 操作有序，动作熟练。

3. 严格执行无菌技术操作原则和查对制度，无污染。

4. 用物齐备，布局得当，处理规范。

（二）无菌容器的使用

【目的】

盛放无菌物品并保持其无菌状态。

【评估】

1. 操作区是否整洁、宽敞、安全。

2. 操作台是否清洁、干燥、平坦。

3. 根据操作目的准备合适的无菌容器。

【计划】

1. 护士准备　着装整洁，修剪指甲、洗手、戴口罩。熟悉无菌容器的使用方法。

2. 用物准备　无菌持物钳及罐，无菌容器罐（内盛无菌器械、纱布、棉球、棉签等的盒、罐及储槽等）。

3. 环境准备　符合无菌技术操作原则。

【实施】

1. 操作步骤

操作步骤	要点说明
1. 检查无菌容器的名称、灭菌期、有效时间及灭菌指示带	● 保证无菌操作的安全性
2. 打开无菌容器盖，盖的内面向上置于稳妥处或拿在手上	● 注意手不可触及盖的内面 ● 防止盖内面的污染

操作步骤	要点说明
3. 用无菌持物钳取出容器中的无菌物品	● 无菌持物钳和物品不可接触容器边缘及内面 ● 打开容器时，避免手臂跨越无菌容器上方 ● 从贮槽中取物时，应将贮槽盖完全打开，避免物品触碰容器边缘而污染
4. 取毕无菌物品立即将容器盖严，如无菌容器罐内的用物未用完，应记录第一次开罐时间、日期	● 避免容器内物品在空气中暴露过久而造成污染 ● 已开启过的无菌容器罐的有效时间为 24h
5. 手持无菌容器时，应托住容器的底部	

2. 注意事项

（1）夹取无菌容器内物品时，无菌持物钳及无菌物品不可触及容器的边缘。

（2）移动无菌容器时，应托住底部，不可污染盖内面、无菌容器边缘及内面。

（3）从无菌容器内取出的无菌物品，虽未使用，也不得再放回无菌容器内。

（4）无菌容器应定期灭菌，一般有效期为 7 天。已开启过的无菌容器的有效时间为 24h。

【评价】

同无菌持物钳的使用。

（三）无菌包的使用

【目的】

用无菌包布包裹无菌物品，保持无菌物品的无菌状态。

【评估】

1. 无菌操作区是否整洁、宽敞、安全。

2. 操作台是否清洁、干燥、平坦。

3. 根据操作目的准备无菌包，灭菌后使用。

【计划】

1. 护士准备　着装整洁，修剪指甲、洗手、戴口罩。熟悉无菌包的使用方法。

2. 用物准备　无菌持物钳及罐，无菌包。

3. 环境准备　符合无菌技术操作原则。

【实施】

1. 操作步骤

操作步骤	要点说明
1. 无菌包的准备	
（1）选择大小合适的包布平整地放置在操作台上，将待消毒物品放在包布中央，将包布近侧一角向上折叠盖在物品上，再盖好左右两角，最后一角遮盖后，用系带或未消毒灭菌的指示胶带固定扎紧	● 无菌包包布通常选择质厚、致密、未脱脂的棉布制成 ● 包布的第一个角必须将需消毒灭菌物品全部遮盖
（2）贴上化学指示胶带及注明物品名称、灭菌日期的标签，灭菌后备用	● 一般灭菌物品有效期为7天 ● 灭菌后指示胶带会发生颜色的改变

操作步骤	要点说明
2. 无菌包的使用	
(1) 检查无菌包的名称、灭菌有效期及灭菌指示胶带；查看无菌包有无破损及潮湿等情况	● 超过有效期、有潮湿、破损或指示胶带颜色异常则不可使用 ● 潮湿环境可因毛细现象而造成包内无菌物品污染
(2) 将无菌包放在清洁、干燥、平坦处，解开系带	● 开包时手不可触及包布内层，不能跨越无菌区域
(3) 打开无菌包外角，再依次揭开左右两角，最后打开内角	● 若双层包裹的无菌包，内层包布应用无菌持物钳打开 ● 打开的各角不得低于桌面，否则视为污染
(4) 用持物钳取出所需无菌物品，放在事先准备好的无菌或清洁区域内	
(5) 包内用物一次用不完，则按原折痕包好，系带横向缠绕扎好，并注明开包日期及时间	● 及时遮盖包内物品，避免跨越无菌区 ● 系带横向缠绕表示此包已打开过 ● 已开启过的无菌包的有效时间为24h
(6) 如需要一次将包内物品全部取出，可将无菌包托在手上打开，另一手抓住包布四角，稳妥地将包内物品放入事先准备好的无菌区域内，将包布折叠放妥	● 手不可接触包内物品

2. 注意事项

(1) 严格执行无菌技术操作原则。

（2）打开包布时，手不可触及包布的内层，不可跨越无菌区域。

（3）包内物品未用完，应按原折痕包好，系带横向缠绕，注明开包日期及时间，24h 内有效。

（4）如包内物品超过有效期、污染或包布破损、潮湿、指示胶带颜色异常，需重新灭菌。

【评价】

同无菌持物钳的使用。

（四）无菌溶液取用法

【目的】

供无菌操作使用。

【评估】

1. 无菌操作区是否整洁、宽敞、安全。

2. 操作台是否清洁、干燥、平坦。

3. 根据操作目的准备无菌溶液。

【计划】

1. 护士准备　着装整洁，修剪指甲、洗手、戴口罩。熟悉无菌溶液的取用方法。

2. 用物准备　无菌溶液，开瓶器，盛无菌溶液的容器，弯盘，三瓶架（2％碘酊、70％乙醇、无菌平镊及罐），无菌棉签。

3. 环境准备　符合无菌技术操作原则。

【实施】

1. 操作步骤

操作步骤	要点说明
1. 检查并核对无菌溶液的名称及使用有效期，瓶盖有无松动，瓶体及瓶底有无裂痕，查看溶液有无沉淀、浑浊、絮状物、变色等	● 确定溶液正确、质量可靠

操作步骤	要点说明
2. 开启液体瓶铝盖	● 不可将瓶塞同时翻起
3. 用两拇指将瓶塞边缘向上翻起,再用一手拇指和示指拉出瓶塞	● 手不可触及瓶塞盖住瓶口的部分
4. 另一手拿溶液瓶(瓶的标签正中对准掌心),倒出少量溶液冲洗瓶口后,再由原处倒出无菌溶液至无菌容器中	● 以防沾湿瓶签,影响查对 ● 保证所取溶液的无菌
5. 倒毕液体塞进瓶塞,按无菌技术操作法取出无菌棉签,并分别蘸取 2%碘酊、70%乙醇消毒瓶塞翻起部分,待干后盖好	● 防止污染
6. 在瓶签上注明第一次开瓶日期、时间及用途,放回原处	● 已开启的溶液瓶内的溶液 24h 内有效

2. 注意事项

(1) 严格遵守无菌技术操作原则和查对制度。

(2) 检查溶液质量时要倒转瓶体,对光检查。

(3) 翻盖瓶塞时,手不可触及瓶塞盖住瓶口的部分。

(4) 倒溶液时,瓶口不可触及无菌容器,亦不能用无菌敷料堵塞瓶口或伸入瓶内蘸取溶液。不可跨越无菌区域。

(5) 已倒出的溶液,虽未使用也不得倒回瓶内。

(6) 剩余溶液如继续使用,24h 内有效。

【评价】

同无菌持物钳的使用。

（五）无菌盘的准备（以准备换药盘为例）

【目的】

形成无菌区域以放置无菌物品，供治疗护理用。

【评估】

1. 无菌操作区是否整洁、宽敞、安全。

2. 操作台是否清洁、干燥、平坦。

【计划】

1. 护士准备　着装整洁，修剪指甲、洗手、戴口罩，熟悉准备无菌换药盘的操作程序。

2. 用物准备　清洁治疗盘，无菌持物钳及罐，三瓶架（2%碘酊、70%乙醇、无菌平镊及罐），棉签盒，棉球罐，纱布罐，消毒液，无菌溶液，治疗碗包（内有2个治疗碗、2把平镊），无菌治疗巾包，开瓶器，弯盘，胶布。

3. 环境准备　符合无菌技术操作原则，光线充足，用物布局合理。

【实施】

1. 操作步骤

操作步骤	要点说明
1. 将所需的用物合理地放置在操作台上	● 方便操作
2. 检查核对无菌包名称、灭菌日期、查看化学指示胶带颜色改变情况	● 确保质量可靠
3. 将无菌包置于清洁、干燥、平整处，解开系带，按无菌包的使用法打开无菌治疗巾包，用无菌持物钳取出治疗巾放于治疗盘内	● 开包时手不可触及包布内层，不能跨越无菌区域 ● 打开的包的各角不得低于桌面，否则视为污染

续表

操作步骤	要点说明
4. 如果包内治疗巾未用完，按原折痕包好，系带横向缠绕。注明开包日期和时间	● 及时遮盖包内物品，避免跨越无菌区 ● 系带横向缠绕表示此包已打开过 ● 已开启过的无菌包的有效时间为 24h
5. 铺治疗巾	
(1) 单层底铺盘法：双手捏住上层外面两角将其双折平铺于治疗盘上，再将上层扇形折叠至对侧，边沿向外	● 手不可触及治疗巾的内面
(2) 双层底铺盘法：双手捏住治疗巾一边外面两角，轻轻抖开，从远到近 3 折成双层底，上层呈扇形折叠，边沿向外	
6. 根据需要将所需的无菌物品放于无菌治疗巾内	
(1) 治疗碗：检查治疗碗包的有效时间和灭菌指示胶带，按无菌操作法打开治疗碗包，放治疗碗于治疗巾无菌区内。用无菌持物钳整理无菌治疗碗及平镊	
(2) 棉球、敷料：检查无菌容器灭菌日期、有效期，用无菌操作法打开无菌容器盖，用无菌持物钳依次夹取无菌敷料、棉球分别放入治疗巾无菌区内和治疗碗内，盖回无菌容器盖。记录第一次开罐时间	● 已打开的无菌容器有效期为 24h

操作步骤	要点说明
（3）消毒液：检查消毒液，标签对准掌心先倒少量液体冲洗瓶口，再由原处将液体倒入一治疗碗内，盖好瓶盖放回原处	
（4）无菌溶液：核对无菌溶液、检查质量。开启铝盖，按无菌操作法翻起瓶塞，将瓶塞拉出，标签对准掌心先倒少量液体冲洗瓶口，再由原处将液体倒入一治疗碗内；塞好瓶塞	
7. 展开扇形折叠层遮盖物品，上下层治疗巾边缘对齐，开口处及两侧边缘反折备用。记录铺盘日期及时间，准备给病人换药	● 手不可接触治疗巾内层 ● 保持盘内无菌，铺好的无菌盘4h内有效
8. 用2％碘酊消毒液体瓶塞翻起部分，待干，再用70％乙醇消毒液体瓶塞翻起部分待干，盖好瓶塞。注明第一次开瓶日期时间和用途，放回原处	● 已打开的溶液有效时间为24 h ● 溶液必须专用

2. 注意事项

（1）严格遵守无菌技术操作原则和查对制度。

（2）操作时，非无菌物品及身体应与无菌区域保持适当的距离，不可跨越无菌区，非无菌物品不可触及无菌面。

（3）铺无菌盘的区域应保持清洁干燥，避免潮湿污染。

（4）注明铺无菌盘的日期和时间，已铺好的无菌盘应尽早使用，保留时间不得超过4h。

【评价】

同无菌持物钳的使用。

（六）无菌手套的使用

【目的】

执行某些无菌医疗护理操作时为确保无菌效果，保护病人及医护人员免受感染。

【评估】

操作区是否整洁、宽敞、安全。

【计划】

1. 护士准备　着装整洁，修剪指甲、洗手、戴口罩。熟悉无菌手套正确的戴、脱方法。

2. 用物准备　合适的无菌手套，弯盘。

3. 环境准备　符合无菌技术操作原则。

【实施】

1. 操作步骤

操作步骤	要点说明
1. 核对手套号码、灭菌有效日期、指示胶带颜色的改变及包装是否完整	● 确保操作安全
2. 将手套包放在清洁、干燥的台面上	
3. 打开手套包及手套袋，取出滑石粉包，涂擦双手	● 戴手套顺利
4. 戴手套	
▲分次取手套法	
（1）一手掀开手套袋开口处，另一手捏住一只手套的反褶部分（手套内面）取出手套，对准五指戴上	● 戴手套时，防止手套外面（无菌面）触及任何非无菌的物品

操作步骤	要点说明
（2）未戴手套的手掀起另一只袋口，再以戴好手套的手指插入另一只手套的反褶部分（手套外面），取出手套，同法戴好	● 未戴手套的手不可触及手套的外面 ● 已戴手套的手不可触及未戴手套的手或另一手套的内面 ● 不可强拉手套边缘或手指部分，以免损坏手套
▲一次性取手套法 （1）两手同时掀开手套袋开口处，分别捏住两只手套的反褶部分（手套内面），取出手套	
（2）调整好手套，掌心相对，先戴一只手套，再以戴好手套的手指插入另一只手套的反褶部分（手套外面），同法戴好	● 未戴手套的手不得接触手套外面
5. 双手推擦手指与手套贴合，进行无菌操作	● 戴上无菌手套的双手应保持在腰部以上视线范围内
6. 操作毕，一手捏住另一手套的外面翻转脱下，将手套的内面翻在外面	● 脱手套时，手勿接触手套脏污部分。
7. 脱下手套的手，伸入另一只手套内口翻转将其脱下	
8. 将用过的手套按相关要求处理	● 严格执行消毒隔离制度

2. 注意事项

（1）未戴手套的手不可接触无菌手套的外面，已戴手套的手不可触及未戴手套的手及手套的内面。

（2）手套破损或不慎污染，应立即更换。

（3）戴手套后，手臂不可下垂，应保持在腰或台面以上、肩以下视线范围内活动。

（4）脱手套时应翻转脱下，不可强拉。

【评价】

同无菌持物钳的使用。

（李小萍）

八、穿脱隔离衣

隔离技术是防止医院内感染的一项重要措施,穿脱隔离衣 (putting on and removing gown) 是隔离措施中的重要技术之一。

【目的】

1. 防止病原体的传播。

2. 保护病人和工作人员免受病原体的侵袭。

3. 避免交叉感染。

【评估】

1. 护理病人有可能被传染性的分泌物、渗出物和排泄物污染时。

2. 进入易引起播散的感染性疾病如水痘病人的隔离室。

3. 护理免疫力低下的病人时,如大面积烧伤病人、器官移植病人等。

【计划】

1. 护士准备 修剪指甲,洗手,戴好口罩、帽子,着装整洁,取下手表,卷袖过肘。准备好所需操作项目的用物。

2. 用物准备 隔离衣,挂衣架,洗手设备(手刷、肥皂冻、擦手毛巾或烘干机),污衣袋,避污纸,污物桶。

3. 环境准备 符合隔离要求,宽敞。

【实施】

1. 操作步骤

操作步骤	要点说明
▲ 穿隔离衣	
1. 手持衣领取下隔离衣，将隔离衣的清洁面朝自己，对齐肩缝，露出衣袖内口	● 穿隔离衣前应准备好护理工作中的一切所需用物 ● 隔离衣长短合适，需完全遮盖内面工作服，并完好无损
2. 一手持衣领，另一手伸入一侧袖筒内，持衣领的手上拉衣领，使另一手露出袖口	
3. 换一只手持衣领，依上法穿好另一衣袖	
4. 双手顺衣领边缘向后将领口（带）系好	● 系领口时，勿使衣袖触及面部、衣领及工作帽
5. 系好左右两袖口	● 注意此时手已污染 ● 手只能接触衣袖的外面，不可触及清洁面
6. 系腰带　一侧腋下衣缝下移约5cm处将隔离衣后缘向前拉，距离衣边缘 1～2cm 处横向捏住，再依同法将另一边捏住。两手在背后将隔离衣的后边缘对齐，向一侧折叠用手固定，另一手将腰带解开拉至背后折叠处，将腰带在背后左右交换，再回到前面系一活结。穿好隔离衣后，即可进入隔离病房为病人进行护理	● 手不可接触隔离衣的内层和工作服 ● 注意勿使折叠处松散 ● 穿隔离衣后，只限在规定区域内活动，不得进入清洁区
▲脱隔离衣	● 操作完毕，处理好用物，脱隔离衣

操作步骤	要点说明
1. 解开袖带并固定好，将两袖口向外翻起，再将衣袖拉向肘部塞入工作服衣袖内，露出手臂	● 避免袖带污染清洁区，便于清洁和消毒双手 ● 避免袖口污染隔离衣的清洁面
2. 按传染病室刷手法分段刷洗双手。自肘部向指尖进行刷洗，每只手刷洗两次，每次30s	● 手掌、指端接触污染物的机会最多，注意刷洗干净 ● 自肘部向下刷洗时，指尖始终保持向下 ● 刷洗手时，隔离衣不得污染洗手设备，隔离衣不能被沾湿
3. 用毛巾擦干或烘干双手臂及手	● 注意保持双手的清洁、干燥
4. 一手伸入另一侧衣袖内拉下袖口过手，用遮盖的手捏住另一衣袖外面，将另一衣袖拉下过手，翻转翻起的衣袖，双手在袖笼内解开腰带，在前面打一活结	● 翻转翻起的衣袖和整理腰带时手不可接触污染区域
5. 一手自袖管内退出，同侧衣服搭于另一侧手臂上，用已退出的手解开领带。另一手自袖管内退出，双手提起衣领，将隔离衣边缘对齐折好	● 注意保持衣领清洁
6. 双手持衣领将隔离衣挂在衣钩上。如隔离衣不再穿用，则将清洁面向外折叠放入污衣袋内	● 若在半污染区，隔离衣不得露出污染面；若在污染区，隔离衣不得露出清洁面

2. 注意事项

(1) 穿隔离衣前应准备好操作所需物品。

（2）隔离衣长短合适，需完全遮盖内层工作服，并完好无损。

（3）穿隔离衣后，只限在规定区域内活动，不得进入清洁区；在半污染区内不得触及墙壁。

（4）系领口时，勿使衣袖触及面部、衣领及工作帽。

（5）洗手时，隔离衣不得污染洗手设备，隔离衣不能被沾湿。

（6）隔离衣应每日更换，如有潮湿或被污染，应立即更换。

（7）若在半污染区挂隔离衣，不得露出污染面；若在污染区挂隔离衣，不得露出清洁面。

【评价】

1. 污染、清洁、隔离概念清楚。

2. 操作程序、方法正确。

3. 隔离衣长短合适无破损。

4. 穿脱隔离衣时未污染。

5. 刷洗手时隔离衣未被溅湿，也未污染水池。

（李小萍）

九、生命体征的测量

生命体征（vital signs）是体温、脉搏、呼吸、血压的总称，是评价生命活动质量的重要征象，也是评估病人心身状态的可靠指标。

（一）测 量 体 温

【目的】

1. 判断体温有无异常。

2. 动态监测体温变化，分析热型。

3. 协助诊断，为预防、治疗、康复、护理提供依据。

【评估】

1. 病人的年龄、性别、病情、意识、治疗等情况。

2. 影响测量体温准确性的因素。

3. 病人的心理状态、合作程度。

【计划】

1. 护士准备　洗手，熟悉测量体温的方法，向病人解释监测体温的目的及注意事项。

2. 用物准备　护理篮两侧内垫纱布，一侧备已消毒的体温计（体温计完好、水银柱在35℃以下）和消毒液纱布，另一侧准备放已用过的体温计；另还备秒表，记录本，笔。若测肛温另备润滑油，棉签，卫生纸。

3. 病人准备　体位舒适，情绪稳定，了解测量体温的目的、方法、配合要点和注意事项。在测体温前 30min 内，无运动、进食、冷热饮、冷热敷、洗澡、坐浴、灌肠等活动。

4. 环境准备　整洁、安静，室温适宜，光线充足。

【实施】

1. 操作步骤

操作步骤	要点说明
1. 备齐用物携至床旁，核对解释 2. 根据病人情况选择测量体温的方法	● 确认病人，取得合作
▲测量口温（oral temperature） 　（1）将体温计的水银端斜放于舌下热窝处 　（2）嘱病人紧闭口唇，用鼻呼吸，勿用牙咬体温计 　（3）测量时间：3min	● 最常用的体温测量方法 ● 舌下热窝靠近舌动脉，是口腔中温度最高的部位 ● 获得正确的测量结果 ● 避免玻璃碎屑、水银伤害病人
▲测量腋温（axillary temperature） 　（1）擦干腋窝的汗液，体温计水银端放腋窝处 　（2）体温计紧贴皮肤，曲臂过胸，夹紧 　（3）测量时间：5～10min	● 用于婴儿、无法测量口温者 ● 腋下有汗液可影响所测体温的准确性 ● 形成密闭体腔，保证测量准确性 ● 不能合作者，应协助完成
▲测量肛温（rectal temperature） 　（1）卧位：侧卧、俯卧、屈膝仰卧位均可，暴露测温部位 　（2）润滑肛表水银端，插入肛门3～4cm（婴儿1.25cm、幼儿2.5cm）；婴幼儿可取仰卧位，操作者一手握住婴儿双踝，提起双腿；另一手将已润滑的肛表插入肛门，同时用手掌根部和手指将双臀轻轻捏拢，固定肛表	● 常用于婴幼儿、精神异常、昏迷者 ● 便于测量 ● 便于插入及避免擦伤或损伤肛门和直肠黏膜

续表

操作步骤	要点说明
（3）测量时间：3min	
3. 取出体温计，用消毒纱布擦拭	● 肛表取出后用卫生纸擦净病人肛门和肛表
4. 读数	
5. 记录　先记录在记录本上，再绘制在体温单上	● 评估体温是否正确，若与病情不符，应重新测量，有异常及时处理
6. 协助病人穿好衣、裤，取舒适体位	
7. 消毒体温计	● 防止交叉感染

2. 注意事项

（1）测量体温前，应清点体温计的数量，并检查体温计是否完好，水银柱是否在 35℃以下。

（2）根据病情选择合适的测温方法：婴幼儿、昏迷、精神异常、口腔疾患、口鼻手术、张口呼吸病人不宜测口温；直肠或肛门疾患或手术、腹泻、心肌梗塞病人不宜测肛温；腋下有创伤、手术或炎症，腋下出汗较多，肩关节受伤或消瘦夹不紧体温计者不宜测腋温。

（3）进食、饮水或面颊部热敷、吸烟、坐浴或灌肠、腋窝局部冷热敷等情况时，应间隔 30min 后再测量体温。

（4）测口温时，嘱病人勿用牙咬体温计，若不慎咬破应立即清除玻璃碎屑，以免损伤唇、舌、口腔、食管、胃肠道黏膜；口服蛋清或牛奶，以延缓汞的吸收；若病情允许，可服粗纤维食物，以加速汞的排出。

（5）为婴幼儿、危重病人、躁动者测温时，应有专人守护，以防发生意外。极度消瘦的病人不宜测腋温。

（6）发现体温与病情不相符时，应在床旁重新监测，必要时做肛温和口温对照。

（7）甩体温计用腕部力量，不能触及其他物品，以防撞碎；切忌把体温计放在热水中清洗，以防爆裂。用离心机甩体温计时，应先消毒后放入离心机内。

（8）新入院病人每日测量体温 4 次，连续 3 天，3 天后体温正常改为每天测量 2 次。手术病人术后每天测量 4 次，连续3 天，体温恢复正常改为每天 2 次。

【评价】

1. 病人理解测量体温的目的，愿意配合。

2. 病人了解体温的相关知识。

3. 测量结果准确。

4. 测量过程中病人有安全感。

（二）测量脉搏（以桡动脉为例）

【目的】

1. 判断脉搏有无异常。

2. 动态监测脉搏变化，间接了解心脏状况。

3. 协助诊断，为预防、治疗、康复、护理提供依据。

【评估】

1. 病人年龄、病情、治疗等情况。

2. 影响脉搏测量的因素。

3. 病人心理状况、合作程度。

【计划】

1. 护士准备　洗手，熟悉测量脉搏的方法，向病人解释监测脉搏的目的及注意事项。

2. 用物准备　表，记录本，笔，必要时备听诊器。

3. 病人准备　体位舒适，情绪稳定。测脉搏前 30min 内，无剧烈运动、紧张、恐惧、哭闹等活动。

4. 环境准备　整洁、安静，温度适宜，光线充足。

【实施】

1. 操作步骤

操作步骤	要点说明
1. 备齐用物携至床旁，核对、解释	● 确认病人，取得合作
2. 体位　卧位或坐位，手腕伸展，手臂放于舒适位置	● 减轻病人紧张心理，方便测量
3. 护士以示指、中指、无名指的指端按压在桡动脉处	● 禁止使用拇指测量脉搏，避免混淆结果
4. 按压力量适中，以能清楚测得脉搏搏动为宜	● 压力太大阻断脉搏搏动，压力太小感觉不到脉搏搏动
5. 计数　正常脉搏测 30s，乘以 2；异常脉搏应测 1min；脉搏细弱难以触诊时，应测心尖搏动 1min	● 得到正确的心率与脉率
6. 若病人脉搏短绌，应由 2 名护士同时测量，一人听心率，另一人测脉率，听心率者发出"起"或"停"口令，计时 1min	● 心脏听诊部位可选择左锁骨中线内侧第 5 肋间隙处
7. 记录　先记录在记录本上，再绘制在体温单上	● 脉搏短绌者，以分数形式记录，记录方式为心率/脉率/ min

2. 注意事项

（1）不可用拇指诊脉，因拇指动脉搏动较强，易于与病人的脉搏相混淆。脉搏短绌的病人，应由 2 名护士同时测量心率、脉搏。

（2）测脉搏前如病人有剧烈运动、紧张、恐惧、哭闹等活动，应安静休息 20～30min 后再测量。

（3）为偏瘫病人测脉搏时，应选择健康侧肢体。

（4）测脉率时，应同时注意脉搏节律、强弱等情况。

【评价】

1. 病人理解测量脉搏的目的，主动配合。

2. 病人了解脉率的正常值及测量过程中的注意事项。

3. 测量结果准确。

（三）测量呼吸

【目的】

1. 判断呼吸有无异常。

2. 动态监测呼吸变化，了解病人呼吸功能情况。

3. 协助诊断，为预防、治疗、康复、护理提供依据。

【评估】

1. 病人年龄、病情、意识、治疗等情况。

2. 影响呼吸测量的因素。

3. 病人心理状态、合作程度。

【计划】

1. 护士准备　洗手，熟悉测量呼吸的方法，向病人解释监测呼吸的目的及注意事项。

2. 用物准备　表，记录本，笔，必要时备棉花。

3. 病人准备　体位舒适，情绪稳定，无剧烈运动，哭闹等情况。保持自然呼吸状态。

4. 环境准备　整洁、安静，温度适宜，光线充足。

【实施】

1. 操作步骤

操作步骤	要点说明
1. 备齐用物携至病人处，核对、解释	● 确认病人，取得合作
2. 协助病人取舒适体位	

操作步骤	要点说明
3. 护士保持诊脉手势，观察病人胸部或腹部的起伏（一起一伏为一次呼吸）	● 避免引起病人的紧张 ● 女性以胸式呼吸为主；男性和儿童以腹式呼吸为主
4. 正常呼吸测量时间为 30s；异常呼吸或婴儿应测量 1min。呼吸微弱或危重者，可用少许棉花置于鼻孔前，观察棉花被吹动的次数，计数 1min	● 正常呼吸测量 30s×2。同时观察呼吸深度、节律、声音、形态及有无呼吸困难 ● 以得到准确的结果
5. 记录　先记录在记录本上，再绘制在体温单上	

2. 注意事项

（1）测呼吸前如有剧烈运动、情绪激动等，应休息 30min 后再测量。呼吸不规律的病人及婴儿应测量 1min。

（2）由于呼吸受意识控制，因此，测量呼吸时应不使病人察觉，以免影响测量结果的准确性。

【评价】

1. 病人及家属理解测量呼吸的目的，愿意配合。

2. 病人知道呼吸的正常值及测量过程中的注意事项。

3. 测量结果准确。

（四）测量血压（以水银血压计测量肱动脉血压为例）

【目的】

1. 判断血压有无异常。

2. 动态监测血压变化，间接了解循环系统的功能状况。

3. 协助诊断，为预防、治疗、康复、护理提供依据。

【评估】

1. 病人年龄、病情、治疗等情况。

2. 影响血压变化的因素。

3. 病人心理状态、合作程度。

【计划】

1. 护士准备　洗手，熟悉测量血压的方法，向病人解释监测血压的目的及注意事项。

2. 用物准备　血压计、听诊器、记录本、笔。

3. 病人准备　体位舒适、情绪稳定、愿意合作。测量前30min内无吸烟、运动、情绪激动等活动。

4. 环境准备　整洁、安静、光线充足，温度适宜。

【实施】

1. 操作步骤

操作步骤	要点说明
1. 备齐用物携至床旁，核对、解释	● 确认病人，取得合作
2. 体位　坐位或仰卧位。坐位时肱动脉平第四肋软骨水平，仰卧位时肱动脉平腋中线水平	
3. 卷袖，露臂，手掌向上，肘部伸直	● 必要时脱袖，以免衣袖过紧影响血流
4. 放血压计于上臂旁，驱尽袖带内的空气，袖带缠于上臂，袖带下缘距肘窝 2～3cm，将袖带缠于上臂中部，松紧以能容一指为宜	● 血压计的"0"点应与肱动脉、心脏处于同一水平，避免血压受血液重力作用的影响，保证测量值准确 ● 袖带缠得过紧，血压测量值偏低；袖带缠得过松或不均匀，血压测量值偏高

操作步骤	要点说明
5. 打开水银槽开关，戴好听诊器，听诊器的胸件置于肱动脉搏动最明显处，一手固定听诊器胸件，另一手关紧加压气球的阀门，手握橡皮球，均匀充气，充气至肱动脉搏动音消失，再升高 20～30mmHg	● 听诊器的胸件勿塞入袖带内 ● 充气不可过快、过猛，以免水银溢出和病人不适 ● 充气不足或过度均会影响测量结果
6. 放气　渐松加压气球阀门缓慢放气，使水银柱缓慢下降，速度以每秒下降 4mmHg 左右为宜，同时听肱动脉搏动，并注意水银柱刻度，眼睛视线与水银柱的弯月面保持同一水平	● 放气太慢，舒张压偏高；放气太快，听不清声音的变化 ● 视线低于水银柱的弯月面，读数偏高；反之，读数偏低
7. 收缩压与舒张压的辨别　在听诊器中听到第一声搏动声，此时水银柱所指刻度即为收缩压；当搏动声突然变弱或消失，此时水银柱所指刻度即为舒张压	● WHO 规定，以动脉搏动音的消失，作为判断舒张压的标准
8. 测量完毕，驱尽袖带内余气，拧紧阀门，解开袖带，将血压计右倾 45°关闭水银槽开关，将袖带卷好，连同橡皮球一同放入血压计盒内的固定位置，关闭血压计盒盖	● 水银全部返回到水银槽，避免水银外溢，污染环境 ● 避免损坏玻璃管，水银溢出
9. 协助病人取舒适的体位	
10. 记录　分数式表示：收缩压/舒张压 mmHg	● 当变音与消失音之间有差异时，或危重病人，两个读数都应记录：收缩压/变音/消失音 mmHg

2. 注意事项

（1）测量前应检查血压计及听诊器是否符合要求：袖带的宽窄是否合适，水银是否充足，玻璃管有无裂缝，玻璃管上端是否和大气相通，橡胶管和加压气球有无老化、漏气，听诊器是否完好等。

（2）测血压前如病人有运动、情绪激动、吸烟、进食等活动，应安静休息20～30min再测。

（3）注意保护血压计：打气不可过猛、过高，如水银柱里出现气泡，应调节或检修，不可带气泡测量，用毕应及时关闭水银槽开关。

（4）需要密切观察血压者应做到四定：定时间、定部位、定体位、定血压计。

（5）正确选择测量肢体：有偏瘫者应选健侧肢体；一侧肢体正在输液或外伤、手术，应选择对侧肢体测量。

（6）发现血压听不清或有异常时应重测，注意使水银柱降至"0"点，休息片刻后再测，必要时作双侧对照。

（7）防止产生误差：①设备方面：袖带过窄，可使测得的血压值偏高；袖带过宽、橡胶管过长、水银量不足等可使测得的血压值偏低；②病人方面：手臂位置低于心脏，吸烟、进食、运动、膀胱充盈等，可使测得的血压值偏高；手臂位置高于心脏，可使测得的血压值偏低；③操作过程：袖带缠得过松，测量者的眼睛视线低于水银柱弯月面，可使测得的血压值偏高；反之，测得的血压值偏低。放气速度太慢，可使测得的舒张压偏高；放气速度太快，听不清声音的变化。

【评价】

1. 病人理解测量血压的目的、正常值及测量过程中的注意事项，主动配合。

2. 操作正确，测量结果准确。

3. 测量过程中病人有安全感。

（罗珊霞、李小萍）

十、鼻导管给氧法

鼻导管给氧法是将鼻导管插入病人一侧鼻孔，经鼻腔到达鼻咽部的供氧方法。此法节省氧气，但易刺激鼻腔黏膜，长时间使用，病人感觉不舒适。

【目的】

纠正各种原因造成的缺氧状态，促进组织的新陈代谢，维持机体生命活动。

【评估】

（1）病人年龄、病情、意识、治疗等情况。

（2）病人缺氧程度、血气分析结果。

（3）病人鼻腔有无分泌物堵塞、有无鼻中隔偏曲等情况。

（4）病人心理状态、合作程度。

【计划】

1. 护士准备　穿戴整齐、洗手、戴口罩。熟悉鼻导管给氧的操作方法，向病人及家属解释氧气吸入的目的及注意事项。

2. 用物准备　治疗巾内备输氧管，鼻导管，氧气表或流量表（湿化瓶内装 1/3 或 1/2 蒸馏水），平镊，棉签，盛有少量冷开水的治疗碗。治疗巾外备扳手，胶布，弯盘，氧气记录卡，氧气筒或管道供氧装置，消毒手液。

3. 病人准备　了解操作的目的、方法及注意事项，能主动配合。

4. 环境准备　整洁、安静、安全，周围无火源。

【实施】

1. 操作步骤

操作步骤	要点说明
▲氧气筒供氧	
1. 将氧气筒推到病人的床旁	● 方便操作
2. 将准备好的用物携至病人床旁，再次查对并向病人解释操作的目的	● 取得病人的合作
3. 准备 2 条长约 5cm 的胶布	● 固定鼻导管用
4. 选择、清洁鼻腔	● 检查鼻腔有无分泌物堵塞及异常，选择鼻腔通畅侧插管
5. 消毒手，打开氧气筒总开关吹尘，随后关上总开关	● 清洁氧气筒的气门处，避免灰尘吹入氧气表内
6. 将氧气表接在气门上，用手初步拧紧，再用扳手旋紧	● 检查有无漏气。如有漏气，应重新装接氧气表
7. 湿化瓶接在氧气表上，输氧管一端接湿化瓶通气管口	
8. 打开总开关，使氧气从氧气筒流出，再打开流量开关，调节氧流量	● 检查氧气流出是否通畅、氧流量是否准确
9. 鼻导管一端连接输氧管，插入端放入水中润滑并检查鼻导管是否通畅	● 减少对鼻粘膜的刺激；检查氧气流出是否通畅
10. 测量鼻导管应该插入的长度，将鼻导管轻轻插入鼻腔	● 插管动作轻柔，避免鼻黏膜受损 ● 一般为鼻尖到耳垂的 2/3
11. 观察无呛咳现象以后，将鼻导管固定在鼻翼和面颊部。用安全别针将输氧管固定在病人枕旁，并告知病人有关用氧的注意事项	● 输氧管应留有足够病人活动的长度，固定，避免脱落。告诉病人用氧期间勿自行调节氧流量，注意用氧安全

操作步骤	要点说明
12. 消毒手，记录开始用氧的时间和氧流量等	● 根据用氧效果和医嘱酌情调节氧流量，有异常情况及时处理
13. 病人用氧期间应加强巡视，观察病人缺氧状况是否得到改善	● 观察氧气装置是否漏气、管道是否通畅、有无氧疗副作用的发生、实验室检查结果等
14. 停止吸氧时，先拔出鼻导管，再关闭总开关，余气放完后再关好流量开关卸下氧气表	● 避免操作不当，导致病人呼吸道组织的损伤
15. 消毒手，准确记录停止用氧时间，询问病人无其他需要以后，再携用物离开病室。用物要进行常规消毒处理	● 防止发生医院内交叉感染
16. 推出氧气筒	● 保持病室的整洁和舒适
▲管道供氧装置	
1. 同氧气筒供氧 2～3	
2. 上流量表于管道供氧管的开口处，调节氧流量	
3. 输氧管一端连接湿化瓶通气管口	
4. 打开流量开关，调节氧流量	● 检查氧气流出是否通畅、氧流量是否准确
5. 同氧气筒供氧 10～12	
6. 停止吸氧时，先拔出鼻导管，再关闭流量开关，取下流量表	● 避免操作不当，导致病人呼吸道组织的损伤
7. 消毒手，准确记录停止用氧时间，询问病人无其他需要以后，再携用物离开病室。用物要进行常规消毒处理	

2. 注意事项

（1）用氧前，应检查氧气装置有无漏气，是否通畅。

（2）严格遵守操作规程，注意用氧安全，切实做好"四防"，即防震、防火、防热、防油。

（3）使用氧气时，应先调节氧流量后插鼻导管。停用氧气时，应先拔出鼻导管，再关闭氧气开关。中途改变氧流量，应先分离鼻导管与输氧管的连接处，调节好流量再连接。

（4）氧气筒内氧勿用尽，压力表至少要保留 0.5mPa（5kg/cm^2）。

（5）对未用完或已用尽的氧气筒，应分别悬挂"满"或"空"的标志。

（6）对病人进行用氧知识的安全教育，加强巡视。

（7）持续吸氧的病人应当保持管道通畅，必要时更换。观察、评估病人吸氧效果。

【评价】

1. 病人缺氧症状缓解或解除。

2. 操作规范，用氧安全，无意外发生。

3. 护患沟通有效，病人了解安全用氧知识并主动配合。

（张凤英）

十一、冷热疗法

冷热疗法是利用低于或高于人体温度的物质，作用于局部或全身而达到止血、止痛、消炎、退热和舒适的目的。

（一）热水袋热疗法

【目的】

1. 危重、小儿、老年及末梢循环不良的病人保暖。

2. 解除肌肉强直，痉挛，减轻疼痛。

【评估】

1. 病人的病情以及对温度的敏感性。

2. 热疗的目的及部位。

3. 病人对使用热水袋的合作程度。

【计划】

1. 护士准备　洗手、着装整齐。熟悉热水袋的使用方法。

2. 用物准备　热水袋及布套，盛有热水的水壶，水温计，小毛巾。

3. 病人准备　了解操作的目的、方法及注意事项，能主动配合。

4. 环境准备　清洁、安静、光线适宜。

【实施】

1. 操作步骤

操作步骤	要点说明
1. 检查热水袋有无破损	● 防止漏水烫伤病人
2. 测量水温（成年人水温 60～70℃；儿童、老年人、昏迷以及感觉迟钝病人水温应低于 50℃）	● 水温过高易烫伤病人
3. 放平热水袋，取下塞子，一手持热水袋口边缘，另一手持水壶灌入热水，边灌水边提高热水袋，灌入热水至袋1/2～2/3满	● 水不易溢出 ● 若水灌入过多，热水袋膨胀过硬，柔软舒适感降低
4. 将热水灌入热水袋后，逐渐放平，排尽袋内空气，拧紧塞子	● 避免影响热的传导
5. 用小毛巾擦干热水袋外的水渍。倒提热水袋，检查有无漏水，无漏水方可将热水袋装入布套中	● 避免烫伤病人
6. 携热水袋至病人床旁，向病人解释用热疗的目的，放热水袋于所需热疗的部位，密切观察用热情况	● 取得病人合作 ● 观察局部皮肤情况，若皮肤潮红、疼痛应停止使用，并给予处理
7. 使用结束，将热水袋内的水倒净，倒挂晾干后吹入空气，旋紧塞子，存放于阴凉处备用，布套清洗消毒后备用	● 避免两层橡胶粘连
8. 洗手，记录使用的部位、时间、效果、病人反应	● 为评价提供依据

2. 注意事项

（1）使用前检查热水袋有无破损，热水袋与塞子是否配套，避免漏水烫伤病人。

（2）热水灌入热水袋内至 1/2～2/3 满，避免热水袋过硬，影响使用效果。

（3）使用过程中，应防止烫伤。特殊病人使用热水袋，应再包一块大毛巾或放于两层毯子之间。

（4）加强巡视，检查局部皮肤情况，必要时床旁交接班。

【评价】

1. 达到热疗的目的，病人感觉舒适、安全。

2. 操作方法正确，病人未发生烫伤等。

（二）冰袋冷疗法

【目的】

降低体温（高热及中暑病人）、减轻疼痛、局部消肿、止血等。

【评估】

1. 病人的年龄、病情、体温及治疗情况。

2. 病人局部皮肤状况，如颜色、温度、有无硬结、瘀血等，有无感觉障碍及对冷过敏等。

3. 病人的意识状况、活动能力及合作程度。

【计划】

1. 护士准备　洗手、着装整齐。熟悉冰袋的使用方法。

2. 用物准备　冰袋及布套，冰块，盆，冰锤，帆布袋，小毛巾。

3. 病人准备　了解操作的目的、方法及注意事项，能主动配合。

4. 环境准备　清洁、安静、光线适宜，温度合适。

【实施】

1. 操作步骤

操作步骤	要点说明
1. 检查冰袋有无破损	● 防漏水
2. 将冰块装入帆布袋内，用冰锤敲成小块	● 便于装入冰袋中
3. 将敲小的冰块放入盆中，用冷水冲去棱角	● 避免损坏冰袋，影响病人舒适
4. 将冰块装入冰袋 2/3 满，排尽空气后夹紧袋口	● 过满，皮肤不能均匀用冷，影响病人的舒适
5. 用小毛巾擦干冰袋外面的水渍倒提检查无漏水后，装入布套	● 避免病人直接接触橡胶感觉不舒适
6. 携冰袋至病人床旁，再次向病人解释	● 取得病人合作
7. 将冰袋放于所需冷疗部位	● 注意观察局部皮肤情况 ● 冰囊常用于身体皮肤薄而有大血管分布处，如颈部等 ● 冰袋可置于头部 ● 高热病人降温置冰袋于病人前额、头顶部和体表大血管分布处 ● 扁桃体摘除术后将冰囊置于颈前颌下
8. 观察病人皮肤状况和反应	● 如局部皮肤出现发绀、麻木等感觉，应停止用冷
9. 用冷 30min，撤掉冰袋，协助病人躺卧舒适，整理病人床单位	● 用冷不得超过 30min，避免发生继发效应
10. 使用完毕，将冰袋内的水倒净，倒挂晾干后，吹入空气，旋紧塞子，存放于阴凉处备用，布套洗净备用	● 防止两层橡胶粘连
11. 洗手，记录冰袋使用的部位、时间、效果、病人反应	● 为评价提供依据

2. 注意事项

（1）使用前，检查冰袋是否夹紧，避免漏水。使用过程中，若冰块融化应及时更换，保持布袋干燥。

（2）观察用冷部位情况，防止冻伤。冷疗不得超过30min。

（3）如为降温，冰袋使用后30分钟测量体温，当体温降至39℃以下，应取下冰袋，并在体温单上做好记录。

【评价】

1. 达到冷疗的目的，病人感觉舒适、安全。

2. 操作方法正确，病人未发生不良反应。

3. 护患沟通有效，病人主动配合操作。

（三）乙 醇 擦 浴

乙醇擦浴是通过乙醇的蒸发和传导，增加机体散热，常用于高热病人的降温。

【目的】

为高热病人降温。

【评估】

1. 病人的病情及局部皮肤组织情况。

2. 病人对乙醇擦浴的心理反应和合作程度。

【计划】

1. 护士准备　洗手、着装整齐。熟悉擦浴降温的操作方法。

2. 用物准备　治疗碗内盛25%～35%的乙醇100～200ml，（温度为27～34℃），小毛巾2张，大毛巾，冰袋及套，热水袋及套，清洁衣裤，屏风。

3. 病人准备　了解操作的目的、方法及注意事项，能主动配合。

4. 环境准备　清洁、安静、光线充足，温度适宜。

【实施】

1. 操作步骤

操作步骤	要点说明
1. 备齐用物，携至病人床旁	● 节省时间和体力
2. 再次向病人解释操作目的和过程	● 取得病人合作
3. 关好门窗，遮挡病人	● 保护病人，避免受凉
4. 松开床尾盖被，协助病人脱去上衣，松解裤带；置冰袋于病人头部	● 帮助降温，防止因头部充血引起的头痛
5. 热水袋放于病人足底	● 促使足部血管扩张，使病人舒适，帮助病人出汗降温
6. 露出一侧上肢，在上肢下垫大毛巾	● 尽量少暴露病人 ● 保护床单避免浸湿
7. 以浸湿的乙醇小毛巾包裹手掌、挤干，以离心方向进行擦浴	
8. 擦拭上肢的顺序是颈→上臂外侧→手背；侧胸→腋窝→上臂内侧→手掌心。擦毕，用大毛巾擦干皮肤	● 促进皮肤血管扩张，有助于热的散发 ● 注意及时擦干皮肤避免病人受凉 ● 擦至腋窝、肘窝、手心处稍用力擦拭，并延长擦拭时间，以促进散热
9. 同法擦拭另一侧上肢	● 尽量减少暴露病人的时间及次数
10. 协助病人背向护士侧卧，露出背部，下垫大毛巾，擦全背，顺序是颈下肩部→背部→臀部。擦毕再用大毛巾擦干背部，穿好上衣	● 在操作过程中，要注意观察病情，保护关心病人

操作步骤	要点说明
11. 协助病人脱裤，露出一侧下肢，下铺大毛巾。顺序为髋部→下肢外侧→足背；腹股沟→下肢内侧→内踝；臀下→大腿后侧→腘窝→足跟。用大毛巾擦干皮肤	● 擦至腹股沟、腘窝处稍用力擦拭，并延长擦拭时间，以促进散热
12. 同法擦拭另一侧下肢	
13. 协助病人穿好裤子，撤去热水袋，躺卧舒适	
14. 整理床单位，清理用物	● 保持病室整洁
15. 30min 后测量体温并记录。若病人体温在 39℃ 以下应撤去冰袋	● 了解病人是否达到降温的目的

2. 注意事项

（1）擦浴过程中，注意观察局部皮肤情况及病人反应。

（2）心前区、腹部、后颈、阴囊和足底为拭浴的禁忌部位。新生儿高热病人禁用乙醇拭浴。血液病高热病人禁用拭浴方式降温。

【评价】

1. 操作方法正确，达到冷疗的目的。

2. 病人感觉舒适、安全，无不良反应发生。

（四）冰毯机冷疗法

冰毯冷疗法是通过制冷系统对防冻流体进行降温，循环系统驱动防冻流体在冰毯、冰帽中循环，将人体产生的热量带走，从而达到降低体温的目的。

【目的】

主要用于脑损伤患者及高热患者的物理降温治疗。

【评估】

1. 病人的病情及皮肤组织情况。

2. 病人对使用冰毯的心理反应和合作程度。

【计划】

1. 护士准备　洗手、着装整齐。熟悉冰毯机的使用方法。

2. 用物准备　冰毯机（冰毯、冰帽）、95％乙醇、纯净水等。

3. 病人准备　了解操作的目的、方法及注意事项，能主动配合。

4. 环境准备　清洁、安静、光线适宜。

【实施】

1. 操作步骤

操作步骤	要点说明
1. 检查冰毯机是否运行正常	● 保证使用安全
2. 从水箱加水口先倒入 1 瓶 500ml 的 95％乙醇，然后再加入纯净水至水箱内，达到液晶显示板上的水位显示线	● 确保水位正确
3. 将体温传感器按相应的颜色插好	
4. 将冰毯、冰帽接口按标记方向接好	● 使冰毯运行正常
5. 向患者解释，助患者脱去上衣	● 取得病人合作
6. 将中单铺在冰毯上，冰毯平整地放置于患者身下，体温传感器放于患者腋窝	● 避免病人直接接触冰毯感觉不舒适

操作步骤	要点说明
7. 接好电源线，打开电源开关	
8. 按水温设置键设置温度	
9. 按体温设置键设置体温	
10. 打开水温控制开关及体温控制开关，冰毯机开始工作	● 注意观察局部皮肤情况
11. 使用结束，取下冰毯及体温传感器	
12. 测量体温，观察病人，记录	

2. 注意事项

（1）使用前，检查冰毯运行是否正常，水槽内水量是否足够。

（2）使用过程中，注意患者不可戴有金属、硬物，以免弄破冰毯。

（3）定期更换水箱内的水，定期清洗毯帽护套。

（4）观察病人体温，定时检查病人皮肤情况，以防冻伤。

【评价】

1. 达到物理降温治疗的目的，病人感觉舒适、安全。

2. 操作方法正确，病人未发生不良反应。

3. 护患沟通有效，保护病人自尊，能满足病人的身心需要。

（张凤英）

十二、口腔护理

口腔是病原微生物侵入人体的主要途径之一，当人体患病时，由于机体抵抗力降低，饮水、进食减少，细菌在口腔内迅速繁殖，导致口腔并发症的发生。为不能自理病人提供恰当的口腔护理（oral care），可促进食欲及消化功能，预防并发症的发生。

（一）口腔卫生指导

【目的】

1. 帮助病人了解口腔卫生保健知识，养成自觉维护口腔卫生的习惯。

2. 教会病人维护口腔卫生的技巧。

【评估】

1. 病人对口腔卫生知识的了解程度以及清洁口腔的方法。

2. 病人的病情与自理程度。

3. 病人的口腔状况　口唇有无干裂、颜色有无改变，口腔黏膜有无感染、溃疡、出血，牙龈有无红肿，有无活动的义齿等。

【计划】

1. 护士准备　衣帽整洁，修剪指甲，洗手，戴口罩，熟悉口腔卫生的相关知识，向病人解释保持口腔卫生的重要性。

2. 用物准备　治疗巾内备：盛漱口溶液的治疗碗 1 个，

吸水管1根，牙刷1把。治疗巾外放：牙膏，弯盘，治疗巾。

　　3. 病人准备　了解口腔卫生意义，并主动配合。病情允许可以取半卧位，仰卧位的病人头应偏向一侧。

　　4. 环境准备　环境清洁、空气清新，无不良气味和不良视觉刺激。

　　【实施】

　　1. 操作步骤

操作步骤	要点说明
▲刷牙法	
1. 将用物携至病人床旁，再次向病人解释刷牙的意义，协助病人取合适的卧位	● 使病人更好地配合护士操作
2. 为病人准备好牙具，治疗巾铺于病人颌下，弯盘置于病人口角旁	● 牙具符合病人的习惯
3. 协助病人用吸水管吸漱口溶液漱口	● 湿润口腔，冲洗部分食物残渣
4. 将牙刷轻轻放于牙齿周围的龈沟上，牙刷的毛面与牙齿成45°，环形来回震颤刷洗	● 牙刷每次只刷2~3个牙齿
5. 用牙刷毛面的尖端以环形震颤法刷洗牙齿内侧面及咬颌面	
6. 牙刷与舌面成直角，轻轻刷洗舌面	
7. 漱口	● 重复以上过程，直到口腔完全清洁为止
8. 移开弯盘，为病人擦干口唇和面部	● 使病人清洁舒适

续表

操作步骤	要点说明
9. 收卷治疗巾，整理用物，整理床单位，询问病人无其他需要离开	
▲牙线剔牙法 采用牙签线器具，可直接将牙线嵌入两齿之间，用力弹出即可。如无牙签线器可将牙线缠绕两手示指或中指第一关节处，示指或中指和拇指置牙线以拉锯式将牙线嵌入两齿间，然后用力弹出，每个牙缝反复数次，直至清洁为止，使用牙线后，彻底漱口	● 运用牙线可彻底清除牙齿间的牙菌斑，预防牙周病，并清除口腔内的碎屑，对牙齿、牙龈损害较小，且剔牙彻底。每次餐后剔牙最为理想

2. 注意事项

（1）根据病人的需要选择适宜的牙膏和漱口液。

（2）舌面清洁力量应小、勿过深，以免引起不适。

【评价】

1. 病人了解口腔卫生保健知识。

2. 病人能够熟练正确地进行口腔清洁。

3. 病人口腔清洁无异味，无感染发生，口唇湿润。

（二）特殊口腔护理

对于高热、昏迷、危重、禁食、鼻饲、口腔疾患、手术后、生活不能自理的病人，护士应给予特殊的口腔护理。

【目的】

1. 保持口腔的清洁、湿润，预防口腔感染等并发症。

2. 防止口臭、牙垢，保持口腔正常功能，促进食欲。

3. 观察口腔黏膜和舌苔的变化。

【评估】

1. 病人的病情、口腔状况（口腔 pH、有无口臭、溃疡、出血、活动义齿等）。

2. 病人的自理能力、心理反应及合作程度。

【计划】

1. **护士准备** 着装整洁，洗净双手，戴口罩。熟悉特殊口腔护理的操作方法，向病人解释口腔卫生的重要性、特殊口腔护理的目的、注意事项和配合要点。

2. **用物准备** 无菌治疗巾内备治疗碗 2 个（一个盛漱口液浸湿的棉球、一个盛漱口液），血管钳 1 把，平镊 1 把，棉签，压舌板，吸水管。治疗巾外备润滑油或唇膏，手电筒，弯盘，治疗巾。必要时备开口器。

3. **病人准备** 了解特殊口腔护理的意义，并积极地合作。卧床病人根据病情可取半坐卧位或仰卧位，取仰卧位的病人头偏向一侧。

4. **环境准备** 环境清洁，空气清新，无不良气味和视觉刺激。

【实施】

1. 操作步骤

操作步骤	要点说明
1. 准备好用物携至病人床旁，再次向病人解释操作的目的及操作过程	● 尊重病人，取得合作
2. 协助病人面向护士取合适的卧位，病重者可平卧头偏向一侧或侧卧	● 防止病人误吸
3. 将治疗巾围于病人颌下，弯盘放于病人口角旁，如果病人能配合，请病人用手扶住弯盘	● 保护床单、枕头以及病人的衣服不被弄湿、污染

续表

操作步骤	要点说明
4. 湿润口唇、口角	● 防止病人张口时因口唇干裂引起不适和出血
5. 协助病人用吸水管吸取漱口溶液漱口	● 清洁口腔，去除口腔内过多的分泌物和食物残渣，便于观察。昏迷病人不可漱口
6. 观察病人口腔情况。昏迷病人用开口器协助张口	● 观察口腔有无出血、溃疡、真菌感染。如果病人有活动的义齿，应先取下义齿放于水杯中保存 ● 开口器应从臼齿处放入
7. 拧干棉球，请病人咬合上下牙齿，用压舌板轻轻撑开左侧颊部，从内向门齿纵向擦洗左外侧面，换一个棉球用同样的方法擦洗右外侧面	● 动作应轻、稳，防止损伤病人口腔黏膜及牙龈
8. 请病人张开上下齿，纵向擦洗左上内侧面、左上咬合面、左下内侧面、左下咬合面以及颊部	● 夹紧棉球，一个棉球只擦洗一个部位
9. 用同样的方法擦洗右侧面	● 鼓励病人继续合作
10. 擦洗硬腭部、舌面及舌下	● 勿触及咽部以免引起恶心
11. 协助病人漱口，擦净面部及口唇	
12. 再次观察口腔，清洁棉球	● 确定口腔清洁
13. 口腔黏膜如有溃疡，酌情涂药。口唇干裂时可涂润滑油或唇膏	● 防止口唇干燥裂口

操作步骤	要点说明
14. 撤去弯盘和治疗巾，整理用物。帮助病人取舒适的卧位	
15. 取下的义齿清洗后，送回病人的床旁，必要时协助病人戴好义齿或放入冷水杯中保存	● 义齿用冷水清洗保存，勿使用热水以免义齿变形
16. 清理、处理用物	● 按有关规定处理用物，防止医院内交叉感染的发生

2. 注意事项

（1）对于长期使用抗生素的病人，应注意观察其口腔内有无真菌感染。有活动义齿，应先取下再进行操作。

（2）昏迷病人禁忌漱口避免误吸，需用开口器时，应从白齿处放入，牙关紧闭者不可用暴力助其张口。

（3）擦洗口腔时需夹紧棉球，每次一个，防止棉球遗留在口腔内；棉球不可过湿，以防病人将溶液误吸入呼吸道，导致肺部感染。

（4）传染病人的用物按消毒隔离原则处理。

（5）护士操作前后应清点棉球数量。

【评价】

1. 病人口唇润泽，感觉舒适。

2. 操作动作轻稳，病人口腔黏膜及牙龈无损伤。

3. 护患沟通有效，满足病人的心身需要。

（郭红霞）

十三、头 发 护 理

头发护理（hair care）是维持病人舒适和自尊的护理措施之一，经常梳理和清洗头发，可去除头皮屑和尘埃，促进头部的血液循环，维护头发的健康，增强病人的信心。

（一）床上梳发（combing in bed）

【目的】

1. 去除头皮屑，使病人整洁、舒适、美观，促进身心健康。

2. 按摩头皮，刺激头部血液循环，促进头发的生长和代谢。

3. 维护病人的自尊和自信，建立良好的护患关系。

【评估】

1. 病人的病情、自理能力、梳头习惯、心理反应及合作程度。

2. 病人头发的分布、浓密程度、长度、卫生情况。

【计划】

1. 护士准备　洗手，熟悉护发相关知识，向病人解释头发护理的重要性。

2. 用物准备　梳子，治疗巾，纸袋。必要时备发夹，橡皮圈（套），30％乙醇。

3. 病人准备　了解头发护理目的，取得病人合作与信任。

病情允许，可取坐位、半坐卧位；病情较重，可取侧卧位或平卧位头偏向一侧。

4. 环境准备　宽敞、明亮，温度适宜。

【实施】

1. 操作步骤

操作步骤	要点说明
1. 备齐用物携至床旁，再次向病人解释操作目的及配合方法	● 取得病人合作
2. 抬起病人的颈肩部，将治疗巾铺于枕上，协助病人将头转向一侧	● 避免碎发和头皮屑掉落在枕头上
3. 将头发从中间分为两股，护士一手握一股头发，一手持梳子由发梢向发根梳理	● 长发可将头发绕在示指上轻轻梳理
4. 遇长发或有打结不易梳理时，也可用30％乙醇湿润打结处，再慢慢梳理	● 避免强行牵拉头发，引起病人疼痛
5. 同法梳好另一侧	
6. 长发可编成辫或扎成束	● 发型尽可能符合病人的喜好
7. 将脱落的头发置于纸袋中，撤下治疗巾	
8. 整理床单位，清理用物	

2. 注意事项

（1）勿用铁齿梳子，采用圆钝齿的梳子，烫发者或头发较多者可选用齿间较宽的梳子，以防损伤头皮。

（2）梳发时，应每次梳一小束，先梳散发梢，再逐渐由发梢向发根轻轻梳理。

（3）梳发过程中应注意观察病人头皮及头发情况，发现头皮感染、头皮屑过多、有寄生虫时，应报告医生并给予处理。

【评价】

1. 操作动作轻柔，病人感觉舒适。

2. 病人外观整洁，心情愉快。

（二）床上洗发（shampooing hair in bed）

【目的】

1. 保持头发清洁，使病人舒适，促进心身健康。

2. 按摩头皮，促进血液循环。

3. 建立良好的护患关系。

【评估】

1. 病人的病情，生命体征及意识情况。

2. 病人的自理能力和头发情况，个人的卫生习惯。

3. 病人的合作程度。

【计划】

1. 护士准备　洗净双手，戴口罩，着装整齐。熟悉床上洗发的操作技术，向病人解释头发护理的重要性、床上洗发的目的、注意事项和配合要点。

2. 用物准备　护理车上层备橡胶单，大毛巾，毛巾，眼罩或纱布，不吸水棉球或耳塞，别针，洗发液，梳子，电吹风，弯盘，护理车下层放水桶（盛污水），水壶（内盛40～50℃热水或根据病人习惯调节）。马蹄形垫洗发法需备马蹄垫；扣杯法洗发需增加脸盆、搪瓷杯、毛巾2条；洗头车洗发需备洗头车。

3. 病人准备　了解洗发目的，取得病人理解与合作。

4. 环境准备　安全、保暖、适当调节室温，保持22～26℃。

【实施】

1. 操作步骤

操作步骤	要点说明
1. 携用物至病人床旁，再次向病人解释操作目的及过程	● 取得病人合作
2. 酌情关好门窗，移开床旁桌椅，松开床尾盖被	● 避免病人受凉，方便操作
3. 垫小橡胶单及大毛巾于枕上	● 避免浸湿枕头
4. 松开病人衣领向内反折，将毛巾围于颈部，用别针固定	● 避免衣领浸湿
5. 根据不同的洗发方法，协助病人取合适的卧位	● 便于操作，保证病人体位安全舒适
▲马蹄形垫洗发法	
协助病人斜角仰卧，头靠近床边，移枕于肩下，置马蹄形垫于病人后颈部，使病人颈部枕于隆起处，头部在槽中，马蹄形开口处下方接污水桶	● 便于清洗头发
▲扣杯法洗发	
移枕于病人肩下，铺橡胶单和治疗巾于床单上，将脸盆放于治疗巾上，盆底放毛巾一块，其上倒扣搪瓷杯，上垫毛巾，病人的头部枕于毛巾上。脸盆内置一橡胶管，下接污水桶	● 腰背部损伤取俯卧位者，可将额头枕于毛巾上，洗头方法相同 ● 橡胶管内充满水，用血管钳夹紧，利用虹吸原理，将污水引入污水桶内
▲洗头车洗发	
将洗头车推至床旁，病人斜角仰卧，双腿屈膝，头部枕于洗头车的头托上	
6. 用棉球堵塞两侧外耳道，用眼罩或纱布遮盖双眼	● 防止水流入眼和耳内

操作步骤	要点说明
7. 松开病人的头发，护士先用手试热水的温度，再用少量的水沾湿病人的头发，询问病人的感觉	● 避免水温过高或过低，引起病人的不舒适
8. 确定水温合适后，用热水淋湿头发，涂上洗发液并用指尖揉搓头皮和头发	● 揉搓力量适中，揉搓方向由发际向头顶部
9. 用热水冲洗头发，直到洗净为止	● 观察病人的一般情况，注意保暖
10. 取出耳内棉球、摘下眼罩	
11. 解下颈部毛巾，包住头发，一手托住头部，一手撤去马蹄形垫或脸盆、接水管，或移去洗头车	
12. 协助病人卧于床正中，将枕头、橡胶单、大毛巾一起移至病人头下	● 避免浸湿枕头
13. 擦净面部，用大毛巾擦干或用电吹风吹干病人的头发，梳理头发	● 及时擦干头发，避免病人受凉
15. 整理床单位，帮助病人取舒适卧位	

2. 注意事项

（1）操作过程中应注意保暖，同时避免水溅入眼、耳内。

（2）洗发时间不宜过久，以防头部充血和疲劳，引起病人不适。

（3）洗发过程中，随时观察病人病情变化，面色、脉搏、呼吸等如有异常情况出现应立即停止操作，给予正确处理。

（4）极度衰弱病人，不宜洗发。

【评价】

1. 病人头发清洁，感觉舒适，个人形象良好。

2. 操作时动作轻稳，保证病人安全，正确运用节力原则。

3. 护患沟通有效，保护病人的自尊，满足其心身需要。

（三）灭头虱、虮法

【目的】

消灭头虱和虮，预防疾病传播。

【评估】

1. 病人的病情，理解与合作程度。

2. 病人头发上虱、虮的分布情况，头发的长短。

3. 病人对头发清洁卫生知识的了解程度。

【计划】

1. 护士准备　洗净双手，戴口罩、穿隔离衣、戴手套。熟悉灭头虱、虮的操作技术，向病人解释灭头虱、虮的重要性和注意事项。

2. 用物准备　洗发用物，治疗巾 2～3 张，篦子（齿内嵌少许棉花），治疗碗内盛灭虱药液，纱布，帽子（可用游泳帽），布口袋（可用枕套代替），纸巾，清洁衣裤和被服。

3. 病人准备　头发浓密者，做好解释工作，尽量剪短头发，取得合作。冬季注意保暖，防止着凉。

4. 环境准备　安全、保暖、室温适宜。

【实施】

1. 操作步骤

操作步骤	要点说明
1. 护士穿好隔离衣，戴手套	● 免受虱虮感染
2. 将备齐的用物携至床旁，再次向病人解释操作目的及配合方法	● 取得病人合作
3. 长发病人动员剪短头发，剪下的头发用纸包裹焚烧	● 充分杀灭虱、虮
4. 按洗头法作好准备，将头发分为若干小股，用纱布蘸灭虱药液，按顺序擦遍头发，同时用手揉搓头发。然后给病人戴好帽子	● 防止药液沾污面部及眼部 ● 揉搓时间为 10min 左右
5. 24h 后，取下帽子，用篦子篦去死虱和虮卵，并清洗头发	● 保护病人自尊 ● 如发现仍有活虱须重复杀灭
6. 灭虱完毕，为病人更换衣裤被服，将污衣裤和被服放入布口袋内，送高压消毒	● 防止医院感染发生
7. 整理床单位，清理用物	● 用物按隔离原则处理

2. 注意事项

（1）防止灭虱、虮的药液污染面部及眼睛，必要时面部盖以毛巾。

（2）灭虱、虮的过程中注意观察病人局部及全身反应情况。

（3）凡病人用过的布类和接触过的隔离衣，装入袋内扎好袋口送高压消毒，防止医院感染发生。

【评价】

1. 灭虱、虮彻底，无虱、虮传播。

2. 病人无全身及局部反应。

（郭红霞）

十四、皮肤护理

皮肤护理（skin care）可促进皮肤的血液循环，增强皮肤的排泄功能，维持机体皮肤的完整性，满足病人舒适、清洁的需要，预防感染和压疮等并发症的发生。

（一）床上擦浴（bath in bed）

【目的】

1. 保持皮肤清洁，使病人舒适。

2. 促进血液循环，增强皮肤排泄功能，预防并发症。

3. 观察和了解病人的一般情况，满足其心身需要。

【评估】

1. 评估病人的病情、皮肤的健康状况。

2. 自理能力、沐浴习惯、心理反应及合作程度。

3. 病人是否需要便器。

【计划】

1. 护士准备　洗净双手，戴口罩、着装整齐。熟悉床上擦浴的操作技术，向病人解释皮肤清洁的重要性、床上擦浴的目的、注意事项和配合要点。

2. 用物准备　护理车上备毛巾被，大毛巾，小毛巾4张，治疗巾，面盆2个，水桶2个（一个盛热水，水温50～52℃，另一个空桶盛用后的污水），弯盘，清洁衣裤和被单，护理篮（内放50%乙醇、沐浴液或香皂、小剪刀、润滑油、棉签），屏风。

3. **病人准备**　了解皮肤清洁的重要性，接受并配合床上擦浴护理。

4. **环境准备**　关闭门窗，屏风遮挡，调节室温在 24℃左右，保证安全。

【实施】

1. 操作步骤

操作步骤	要点说明
1. 备齐用物携至床旁，再次向病人解释	● 取得病人的合作和理解
2. 关好门窗，遮挡病人，调节合适的室温，按需给予便盆	● 保护病人，防止受凉
3. 酌情放平床头和床尾支架，松开床尾盖被。移开床旁桌距床20cm，移椅至床旁桌旁，松开床尾盖被	● 方便操作
4. 将脸盆放于床旁椅上，倒入热水至 2/3 满，测试水温	● 水温以病人感觉舒适为宜，过冷过热均会引起病人不适
5. 将湿毛巾裹在手上，为病人洗脸，依次擦洗眼睑，由内眦向外眦，再洗额部、鼻翼、面颊、耳后、颔下、颈部。再用较干的毛巾依次擦洗一遍	● 注意擦洗耳廓、耳后、及颈部皮肤皱褶处
6. 酌情更换热水	
7. 为病人脱下衣服	● 先脱近侧，后脱对侧；如有外伤先脱健肢，后脱患肢
8. 按顺序先擦洗双上肢，胸腹部。	

续表

操作步骤	要点说明
9. 在擦洗部位下面铺上大毛巾，用湿毛巾擦洗，再用涂有皂液的毛巾擦洗，最后用湿毛巾擦去皂液直至擦干净	● 避免床单浸湿 ● 注意洗净腋窝等皮肤皱褶处 ● 动作要敏捷，避免病人受凉
10. 用大毛巾擦干上述部位	
11. 协助病人侧卧，背向护士	● 注意保护病人安全
12. 同擦洗双上肢、胸腹部方法一样再依次擦洗颈部、背部、臀部	● 注意保护病人
13. 用50％乙醇按摩骨突出处	● 按摩力度的大小要足够刺激肌肉组织，促进局部皮肤血液循环
14. 协助病人平卧，穿好衣服	● 先穿远侧，后穿近侧；先穿患肢，后穿健肢
15. 换盆、换热水	
16. 协助病人脱下裤子按同样的方法擦洗双下肢	● 先擦洗近侧后擦洗对侧；注意洗净腹股沟等皮肤皱褶处
17. 换一条毛巾，协助病人擦洗会阴或冲洗会阴部	
18. 把大毛巾铺在床尾大单上，将换了热水的盆放在大毛巾上，浸泡双脚并洗净	● 注意洗净趾间污垢，使病人舒适
19. 协助病人穿好清洁的裤子	
20. 整理病床，必要时更换床单、被套，安置病人于舒适的卧位	

续表

操作步骤	要点说明
21. 在枕头上垫上治疗巾，为病人梳理头发，根据情况修剪指甲	
22. 收拾整理用物，开窗通风，询问病人无需要后离开病室	

2. 注意事项

（1）遵循节力原则，操作时两腿稍分开，重心在身体中央或稍低处，手持面盆时，尽量靠近身体以减少体力消耗。

（2）根据水的温度、清洁程度和擦洗部位，及时添加或更换热水。

（3）在擦洗过程中要密切观察病情，如果病人出现寒战、面色苍白等情况，应停止擦洗，给予适当处理。

（4）操作时，注意保护病人，维护病人自尊，尽可能减少暴露，防止受凉。

【评价】

1. 病人的皮肤清洁，感觉舒适。

2. 护理措施恰当，未因操作造成皮肤感染、感冒等。

3. 操作中护患沟通有效，满足病人心身需要。

（二）压疮的预防及护理（pressure sores prevention and care）

压疮是皮肤出现的最严重的问题，一旦发生，不仅给病人带来痛苦，加重病情，延长病人康复的时间，严重时还可因继发感染引起败血症而危及生命，因此，护理人员应该采取相应的护理措施，避免或降低压疮的发生。

【目的】

1. 预防压疮的发生。

2. 减轻压疮症状，促进病人康复。

【评估】

1. 压疮发生的原因 局部组织长期受压、理化因素刺激、机体营养不良。

2. 压疮易发部位的皮肤情况。

3. 如已发生压疮，评估压疮轻重程度。

【计划】

1. 护士准备 修剪指甲，洗净双手，戴口罩，着装整齐。熟悉压疮的预防和护理方法。

2. 用物准备 床头翻身卡，小毛巾，面盆内盛热水，50%乙醇（电动按摩器），床刷及床刷套，枕头，必要时准备清洁大单，被套等。

3. 病人准备 病情平稳，机体状况良好，能配合操作。

4. 环境准备 安全、保暖、适当调节室温。

【实施】

1. 操作步骤

操作步骤	要点说明
▲压疮的预防	● 压疮的预防在于消除其发生原因：应做到勤翻身、勤擦洗、勤按摩、勤整理、勤更换、勤交班
1. 背部护理	
（1）洗手，备齐用物至床旁，核对并解释	
（2）关闭门窗，屏风遮挡，调节室温至22~24℃	● 避免病人受凉

操作步骤	要点说明
（3）盛有热水的面盆（温度 40~45℃）置于床旁桌或椅子上；协助病人侧卧或俯卧，背部靠近床缘并朝向护士，将大毛巾一半铺于病人身下，一半盖于病人上半身	● 以病人感觉舒适为宜 ● 注意安全 ● 避免浸湿床单和病人受凉 ● 注意观察皮肤状况
（4）清洁背部：将小毛巾包裹于手上成手套状，依次擦洗颈部、肩部、背部及臀部	● 防止指甲戳伤病人 ● 每天为病人用温水擦洗皮肤1~2次，使皮肤保持清洁干燥
（5）按摩背部：两手掌蘸少许50%乙醇或润滑剂，从病人骶尾部开始，沿脊柱两侧向上按摩；至肩部时，以环状动作向下按摩至腰部。手再轻轻滑至臀部及尾骨处；如此有节奏地按摩数次；再用拇指指腹蘸50%乙醇，由骶尾部沿脊柱按摩至第7颈椎处；也可用电动按摩器按摩，根据不同部位，选择合适的按摩头，紧贴皮肤进行按摩	● 促进局部皮肤血液循环 ● 遵循节力原则 ● 此时，操作者左腿伸直，右腿弯曲； ● 力量要足够刺激肌肉组织，但要避免过大，防止造成皮肤损伤 ● 注意保护病人的安全
（6）按摩毕，用大毛巾擦干皮肤；撤去大毛巾，协助病人穿衣并取舒适卧位	
（7）整理床单位及用物，洗手，记录执行时间及护理效果	● 保持床铺的清洁、平整

操作步骤	要点说明
2. 按照翻身法定时为病人变换卧位	● 定时翻身是卧床病人最简单而有效的预防压疮的方法。至少2h翻身1次，视病情及局部受压情况及时予以调整，必要时1h翻身1次 ● 翻身时切忌推、拉、拖等动作，避免擦破皮肤
3. 当病人侧卧时，在病人的背部、两膝之间、胸腹部垫上软枕支撑病人，需要时可垫海绵垫褥、气垫褥、水褥等，也可使用支被架，减轻被褥对足部的压力	● 增大受力面积且受力均匀，减轻隆突部位皮肤的压力。保持病人的体位，使病人舒适
4. 建立床头翻身卡	● 记录翻身时间，病人的体位以及皮肤受压情况
5. 保持局部清洁干燥。及时更换污染、浸湿的床单、被褥，保持清洁、干燥、平整。及时清洁局部皮肤并保持干燥。不使用脱瓷的便器	● 避免排泄物、分泌物刺激皮肤，导致皮肤抵抗力下降 ● 使用便器时避免拖、拉动作，可以在便器边沿，垫柔软的布垫，避免皮肤直接接触瓷面
6. 改善机体营养状况，供给合理的营养和水分	● 营养不良是导致压疮的内因，又是影响压疮愈合的原因之一
7. 鼓励并协助病人增加活动量	● 活动可以维持关节的活动性和肌肉张力。鼓励病人及早离床活动，促进静脉回流，起到预防压疮的作用

操作步骤	要点说明
▲压疮的分期及护理	
1. Ⅰ期压疮	● 此期皮肤完整性未被破坏，为可逆性改变
（1）表现：此期受压的局部皮肤出现红、肿、热、麻木、或有触痛	
（2）处理：去除致病因素，避免压疮进一步发展，加强预防措施（如增加翻身次数、防止局部继续受压、受潮、加强营养摄入以增强机体的抵抗力）	● 避免压疮的进一步发展，促进压疮的愈合
2. Ⅱ期压疮	● 红肿部位继续受压，血循环仍得不到改善，表皮层或真皮层发生损伤或坏死
（1）表现：受压的部位呈紫红色，皮下产生硬结，表皮有水疱形成，极易发生破溃	
（2）处理：保护创面，避免感染。除继续加强以上措施外，有水疱时，对于未破的小水疱要减少摩擦，防止破裂感染，让其自行吸收；消毒大水疱局部皮肤，用无菌注射器抽出水疱内的液体，涂上消毒液，用无菌敷料包扎；也可红外线烤灯照射	● 严格的无菌操作，避免感染 ● 使疮面干燥减少渗出，同时可促进血液循环，增强细胞的代谢功能

操作步骤	要点说明
3. Ⅲ期压疮	● 全层皮肤破坏，可深及皮下组织和深层组织
（1）表现：轻者浅层组织感染，脓液流出，溃疡形成；重者坏死组织发黑，感染向周围及深部扩展，可达骨骼，甚至可引起败血症	
（2）处理：此期应清洁疮面，去除坏死组织，保持引流通畅，促进愈合。常用清洁疮面的溶液有生理盐水、0.02％呋喃西林、3％过氧化氢或 1∶5000 高锰酸钾等溶液。按外科换药法处理创面；理疗（如局部高压氧疗、红外线照射等）。必要时手术切除坏死组织	

2. 注意事项

（1）为病人按摩时，施力大小应适中，太小达不到效果，太大会影响局部血液循环。应由轻到重，再由重到轻进行按摩。每次按摩 3～5min，50％的乙醇可以促进血液循环，预防压疮发生。

（2）一般情况应每 2h 翻身一次，如果病人皮肤受压较重应缩短翻身时间。

（3）若局部出现压疮早期症状，按摩时不可在此处加压力，以免加重局部缺血缺氧，而加重压疮症状。可用拇指指腹部以环形动作在压疮边缘正常皮肤处向外按摩。

（4）在护理过程中，注意与病人倾心交谈，分散其注意力，使其感觉自然、舒适，减少心理困扰。

（5）作好健康教育指导，如教会病人及家属预防和护理压疮的操作和相关知识；加强营养；尽早进行功能锻炼。

【评价】

1. 预防措施得力，病人皮肤保持完好。

2. 压疮部位逐渐愈合。

3. 病人营养及活动状况改善。

（郭红霞）

十五、晨 间 护 理

对于生活不能自理的病人应给予晨间护理（morning care），一般于清晨诊疗工作前完成。

【目的】

1. 病人清洁、舒适。预防压疮、肺炎等并发症的发生。

2. 保持病床及病室整洁、美观。

3. 观察了解病情和病人的心理反应，促进护患沟通。

【评估】

1. 病人的病情，自理能力、心理反应及合作程度。

2. 病人口腔情况，床单位的清洁程度及皮肤受压情况。

3. 病人是否需要便器。

【计划】

1. 护士准备　衣帽整洁，修剪指甲，洗手，戴口罩。熟悉晨间护理的操作程序。

2. 用物准备　治疗车上层放口腔护理盘，护理篮（内放50％乙醇、润滑油、棉签、指甲剪、手纸、梳子、电筒、床刷），大毛巾1张，中毛巾1张，小毛巾2张，治疗巾1张，面盆，治疗车下层放盛热水的水壶。

3. 病人准备　了解晨间护理的目的及过程，并主动配合。

4. 环境准备　光线充足，温度适宜，关闭门窗、屏风遮挡。

【实施】

1. 操作步骤

操作步骤	要点说明
1. 把备齐的用物携至床旁	● 用物放置有序，便于取用
2. 向病人再次解释目的、过程和合作方法	● 取得病人的合作和理解
3. 关闭门窗	● 避免病人受凉
4. 协助病人口腔护理（同口腔护理）	● 病情较轻者可自己刷牙，病情较重者可进行特殊口腔护理
5. 移开床旁桌距床约20cm，移椅至床尾正中距床15cm。松开床尾盖被	● 方便操作
6. 取面盆放于床旁桌上，倒入2/3满的热水	
7. 协助病人洗脸，顺序 眼—额—鼻翼—面颊—耳后—颌下—颈部	● 注意洗净耳廓、耳后皮肤皱褶处 ● 使病人清洁，增加自信心
8. 协助病人面向护士侧卧，洗手，先擦洗前臂，再把双手浸泡在水中洗净、擦干	● 特别注意指缝指甲的清洗
9. 协助病人背向护士侧卧	● 注意保护病人的安全
10. 换一张毛巾，加热水，擦洗背部及骶尾部	● 注意遮盖，避免病人受凉
11. 用50%的乙醇按摩背部及骶尾部	● 乙醇按摩可促使局部血管扩张，改善血液循环，预防压疮等并发症
12. 松开近侧各层床单，用床刷从上至下由内向外扫净渣屑	● 使病人睡卧舒适，避免损伤病人皮肤

操作步骤	要点说明
13. 同铺床法铺好床单后转至对侧，同法扫净渣屑整理好对侧床单。整理盖被	● 大单平整、紧扎；被头充实，病人睡卧舒适
14. 抬起病人的颈肩部，取出枕头并拍松枕头，治疗巾铺于枕上，同时把枕头和治疗巾放在病人头下，协助病人梳理头发，取下治疗巾，碎发用纸包好	
15. 整理床单位、移回床旁桌椅，收拾用物，打开窗户	● 保持病室清洁整齐和空气流通，以减少室内微生物的数量
16. 询问病人无其他需要后，离开病室	

2. 注意事项

（1）为病人擦洗背部时，第一次分段擦洗，第二次边擦洗边按摩。热、按摩可以促使局部血管扩张，改善血液循环，预防压疮等并发症。

（2）注意随时观察病人的病情变化。

（3）注意保护病人并与病人交流，及时了解病人的病情变化及心理反应。

（4）作好相关知识的健康教育。

【评价】

1. 病人清洁舒适。

2. 操作熟练、动作轻巧。

3. 关心病人，注意保护病人并与病人交流。

（郭红霞）

十六、晚 间 护 理

晚间护理（evening care）不仅使病室内保持安静、整洁、使病人能舒适入睡，还可了解病人的病情变化及心理反应，鼓励其战胜疾病的信心。

【目的】

1. 保持病室安静、整洁。

2. 使病人清洁、舒适，易于入睡。

3. 观察病情，满足病人心身需要。

【评估】

1. 病人的病情，自理能力，心理反应及合作程度。

2. 病人平时睡眠情况。

3. 病人口腔的清洁情况，床单位的清洁程度及皮肤受压情况。

4. 病人是否需要便器。

【计划】

1. 护士准备　洗净双手，戴口罩，着装整齐。熟悉晚间护理的操作程序。

2. 用物准备　护理车上层备口腔护理盘，护理篮（内放50％乙醇、润滑油、棉签、指甲剪、手纸、梳子、电筒、床刷）大毛巾，治疗巾，小毛巾，面盆，洗脚盆，护理车下层备空桶和盛热水的水壶。

3. 病人准备　了解晚间护理的目的及过程，并主动配合。

4. 环境准备 光线充足,温度适宜,关闭门窗、屏风遮挡。

【实施】

1. 操作步骤

操作步骤	要点说明
1. 将备好的用物携至病人床旁	● 用物放置有序,便于取用
2. 再次向病人解释操作的目的和方法	● 得到病人的合作和理解
3. 关闭门窗	● 避免病人受凉
4. 协助病人口腔护理（同口腔护理）	● 病情较轻者可自己刷牙,病情较重者可进行特殊口腔护理
5. 移开床旁桌距床约 20cm,移椅至床尾正中 15cm。松开床尾盖被	● 方便操作
6. 取面盆放于床旁桌上,倒入 2/3 满的热水	● 热水的温度要适宜,过冷或过热均会引起病人的不适
7. 协助病人洗脸,顺序 眼—额—鼻翼—面颊—耳后—颌下—颈部	● 注意洗净耳廓、耳后皮肤皱褶处
8. 协助病人面向护士侧卧洗手,先擦洗前臂,再把双手浸泡在水中,洗净擦干	● 注意指缝指甲的清洁
9. 协助病人背向护士侧卧	● 注意保护病人的安全
10. 换一张毛巾,加热水,擦洗背部和骶尾部	● 第一次分段擦洗,第二次边擦洗边按摩。热可以促使局部血管扩张,改善血液循环,预防压疮等并发症
11. 用 50％的乙醇按摩背部及骶尾部	● 乙醇按摩可促使局部血管扩张,改善血液循环,预防压疮等并发症

操作步骤	要点说明
12. 换一张毛巾后，协助病人清洁会阴部	● 保持会阴部清洁
13. 换面盆和毛巾，加热水，帮助病人浸泡双脚洗净檫干	● 有利于促进病人入睡
14. 松开近侧各层床单，用床刷从上至下由内向外扫净渣屑	● 使病人舒适，避免损伤病人皮肤
15. 同铺床法铺好床单后转至对侧，同法整理好对侧床单	
16. 整理盖被	
17. 抬起病人的颈肩部，取出枕头并拍松枕头。将治疗巾铺于枕上，并同时放在病人的头下，协助病人梳理头发。撤下治疗巾，发屑用纸包好	● 促进病人头皮血液循环，增加舒适感，增强病人的信心 ● 避免碎发随处飘落，保持病室的整洁 ● 促进病人的睡眠
18. 整理床单位、移回床旁桌椅，收拾用物	● 保持病房清洁整齐
19. 询问病人无其他需要后，酌情关闭门窗，关大灯，开地灯，离开病室	● 保持安静 ● 使病室光线暗淡，创造良好的睡眠环境，也方便观察病人

2. 注意事项

（1）为病人擦洗背部时，注意观察皮肤状况，动作敏捷，避免病人受凉。

（2）注意随时观察病人的病情变化。

（3）注意保护病人并与病人交流，了解病人睡眠情况，对于睡眠不佳的病人应给予相应的护理。

（4）保持病室的安静，护士在执行各种护理操作时，动作应轻柔，减少噪音，调节光亮及室温。根据情况增减盖被，创造良好的睡眠环境。

（5）作好相关知识的健康教育。

【评价】

1. 病人感觉清洁舒适，尽快入睡。

2. 操作熟练、动作轻巧。

3. 关心病人，注意保护病人并与病人交流。

（郭红霞）

十七、鼻　饲　法

鼻饲法（nasogastric intubation）是将胃管经一侧鼻腔插入胃内，从管内灌注流质食物、水和药物的方法。常适用于昏迷或不能经口进食病人；不能张口的病人；拒绝进食的病人；早产儿及病情危重的病人。

【目的】

为不能经口进食的病人，提供足够的热能、蛋白质等多种营养素，以及水分和药物，满足其对营养和治疗的需要，促进康复。

【评估】

1. 病人的病情及治疗情况。

2. 病人的心理状态与合作程度。

3. 病人鼻腔黏膜有无肿胀、炎症、鼻中隔偏曲、鼻息肉等。

【计划】

1. 护士准备　着装整齐，洗手，戴口罩。熟悉鼻饲法的操作程序，向病人解释鼻饲的目的及注意事项。

2. 用物准备　无菌治疗巾内置：胃管，压舌板，50～100ml注射器，治疗碗2个（分别盛有鼻饲液和温开水、温度38～40℃），镊子或止血钳，纱布，棉签。无菌治疗巾外置：手套，润滑油，胶布，别针，听诊器，调节夹或橡皮圈，弯盘，卫生纸，治疗巾或餐巾。

3. 病人准备　了解插管的目的、操作过程及配合的相关知识，并积极配合。

4. 环境准备　整洁、安静、安全，光线充足。

【实施】

1. 操作步骤

操作步骤	要点说明
▲插胃管法	
1. 核对医嘱，备齐用物和鼻饲液，携至病人床旁	
2. 核对床号、姓名，再次向病人和家属解释操作目的、过程及配合方法	● 确认病人，解除其恐惧、紧张的情绪，取得合作
3. 取下病人眼镜、义齿，妥善放置	
4. 根据病情协助病人取半坐卧位或坐位，无法坐起者取右侧卧位	● 半坐卧位或坐位可减少胃管通过鼻咽部时引起呕吐反射，并可使胃管容易进入胃内。右侧卧位可借助解剖位置使胃管容易插入
5. 将治疗巾围于病人颌下，弯盘放置于方便取用处	
6. 再次观察、清洁鼻腔，选择通畅一侧插管	
7. 戴手套，测量胃管插入的长度，并作标记	● 测量方法有两种：①前额发际至胸骨剑突处。②耳垂经鼻尖到胸骨剑突处的距离。一般成人插入长度为 45～55cm ● 小儿胃管插入的长度为眉间至剑突与脐中点的距离
8. 润滑胃管前段	● 减少插管时的摩擦阻力，如病人对润滑油不适，可用温开水润滑

续表

操作步骤	要点说明
9. 沿选定侧鼻孔插入胃管，插管时动作要轻稳准	● 鼻腔内有丰富的毛细血管，因此插管时手法要轻要稳，同时平镊尖端勿触及鼻腔黏膜，以免损伤鼻腔组织
10. 插入胃管 10～15cm 处（咽喉部）时，嘱病人做吞咽动作，迅速将胃管向前推进，直至预定长度	● 吞咽动作可帮助胃管迅速进入食管，减轻不适感。必要时，可让病人饮少量温开水以帮助胃管顺利插入
11. 为昏迷病人插管时，插管前应先协助病人去枕，头向后仰，当胃管插入 15cm 时，将病人头部托起，使下颌靠近胸骨柄，再缓缓插入胃管至预定长度	● 头后仰，可避免胃管误入气管 ● 下颌靠近胸骨柄可增大咽喉部通道的弧度，便于胃管顺利通过 ● 当插入不畅时应检查胃管是否盘在口腔中 ● 如病人出现恶心，可暂停插管，并嘱病人深呼吸 ● 如胃管误入气管应立即拔出，休息后重插
12. 确认胃管是否在胃内	● 证实胃管在胃内有以下三种方法： ①连接注射器于胃管末端回抽，抽出胃液既可证实胃管在胃内 ②置听诊器于病人胃区，快速经胃管向胃内注入 10ml 空气，同时在胃部听到气过水声，即表示已插入胃内 ③将胃管末端置于盛水的治疗碗内，无气泡逸出，可证实胃管不在气管内

操作步骤	要点说明
13. 确认胃管在胃内后，将胃管固定于鼻翼及面颊部	● 防止胃管移动或滑出，引起病人不适
14. 连接注射器注入少量温开水	● 温开水可润滑管腔，防止喂食溶液粘附于管壁
15. 再抽吸鼻饲液或药液缓慢灌注	● 一次灌注鼻饲液量不得超过200ml
16. 鼻饲完毕后，再次注入 20ml温开水冲洗胃管	● 冲洗胃管避免鼻饲液积存于胃管腔中变质，导致胃肠炎或堵塞管腔
17. 将胃管末端反折，用纱布包好，橡皮圈系紧，别针将胃管固定于大单、枕旁或病人衣领处	● 防止灌入的食物反流，胃管脱落
18. 协助病人取舒适卧位，整理床单位，嘱病人维持原卧位20～30min	● 维持原卧位可防止呕吐的发生
19. 脱手套，整理、清洗消毒用物，备用	● 用物必须每天更换消毒
20. 洗手、记录	● 记录插管时间、病人反应及鼻饲液种类及量等
▲拔胃管法	● 一般在停止鼻饲或长期鼻饲需要更换胃管时进行拔管
1. 携用物至床前，核对医嘱及说明拔管原因	
2. 揭去固定胶布，戴手套，置弯盘于病人颌下，夹紧或反折胃管末端	● 以防拔管时管内液体反流

续表

操作步骤	要点说明
3. 嘱病人深呼吸，在病人呼气时拔管，到咽喉处快速拔出	● 避免胃管内残留液体滴入气管
4. 将胃管放入弯盘中，移出病人视线外	● 避免病人产生不舒适感和污染床单位
5. 清洁病人口腔、鼻腔及面部，擦去胶布痕迹，帮助病人漱口，协助取舒适卧位，整理床单位，脱手套，整理用物	
6. 洗手，记录拔管时间和病人反应	

2. 注意事项

（1）插入胃管会给病人带来很大的心理压力，护患之间必须进行有效的沟通，让病人及家属理解操作的目的及安全性。

（2）插管时动作轻稳，镊子的尖端勿碰及病人鼻黏膜，以免造成疼痛和损伤。

（3）插管过程中如病人出现剧烈恶心、呕吐，可暂停插入，嘱病人作深呼吸，如病人出现咳嗽、呼吸困难、发绀等现象，表明胃管插入气管，应立即拔出，休息后再重新插入；插入不畅时检查口腔，了解胃管是否盘在口腔内，或将胃管拔出少许，再缓慢插入。

（4）每次鼻饲前后均应用20ml水冲洗胃管，防止管道堵塞。每次鼻饲量不应超过200ml，间隔时间不少于2h；鼻饲液的温度应保持在38～40℃；药片应研碎，溶解后灌入。若灌入新鲜果汁，应与奶液分别灌入，防止产生凝块。

（5）长期鼻饲者应每天进行口腔护理，胃管应定期更换。

（6）更换胃管时应于当晚最后一次灌食后拔出，翌日晨从另一侧鼻孔插入胃管。

（7）已配制好的溶液应放在 4℃以下的冰箱内保存，保证 24h 内用完，防止放置时间过长而变质。

（8）注入鼻饲液的速度不宜过快或过慢，以免引起病人的不适。

（9）每天检查胃管插入的深度，鼻饲前检查胃管是否在胃内，并检查病人有无胃潴留，胃内容物超过 150ml 时，应通知医生减量或暂停鼻饲。

（10）做好插管过程中的不适反应和配合方法，以及带管过程中的注意事项的相关知识指导。

【评价】

1. 操作方法正确，动作轻柔，无黏膜损伤、出血及其他并发症。

2. 病人理解插管意义并能主动配合。

3. 插管位置正确，无脱出。

4. 管喂饮食清洁，温度适宜，保证病人基本营养、药物及水分的摄取。

5. 拔管后病人无不适反应。

（李小萍）

十八、灌 肠 法

灌肠法（enema）是将一定量的液体由肛门经直肠灌入结肠，以帮助病人清洁肠道、排便、排气或由肠道供给药物，达到缓解症状、协助和治疗疾病为目的的方法。

（一）大量不保留灌肠

【目的】

1. 软化和清除粪便、解除肠胀气。

2. 清洁肠道，为肠道手术、检查或分娩作准备。

3. 稀释并清除肠道内的有害物质，减轻中毒。

4. 为高热病人降温。

【评估】

1. 病人的病情、临床诊断、灌肠的目的。

2. 病人的意识状态、生命体征、心理状况和排便情况。

3. 病人肛周皮肤、黏膜情况。

4. 病人对灌肠的理解程度、配合能力。

【计划】

1. 护士准备　着装整齐，戴口罩，剪指甲，洗手。熟悉大量不保留灌肠的操作程序，向病人解释大量不保留灌肠的目的及注意事项。

2. 用物准备

（1）治疗车上层治疗巾内备灌肠筒一套（橡胶管全长约

120cm、玻璃接管、灌肠筒筒内盛灌肠液）或一次性灌肠筒，肛管，血管钳（或液体调节开关），润滑剂，棉签，手套。治疗巾外备卫生纸，橡胶或塑料单，治疗巾，弯盘。治疗车下层放置便盆和便盆巾。

（2）另备输液架，水温计。

（3）按医嘱准备灌肠溶液。常用 0.1％～0.2％的肥皂液，0.9％氯化钠溶液。成人每次用量为 500～1000ml，小儿 200～500ml。溶液温度一般为 39～41℃，降温时用 28～32℃，中暑用 4℃的 0.9％氯化钠溶液。

3. 病人准备　了解灌肠的目的、过程和注意事项，并配合操作，灌肠前协助病人排尿。

4. 环境准备　关闭门窗，屏风遮挡。光线充足，温度适宜。

【实施】

1. 操作步骤

操作步骤	要点说明
1. 核对医嘱，准备用物及灌肠溶液。将用物携至病人床旁，核对病人并解释；关闭门窗，屏风遮挡	● 认真执行查对制度，避免发生差错 ● 保护病人隐私，请其他人员回避
2. 协助病人双膝屈曲，退裤至膝部，取左侧卧位，臀部移至床沿。垫橡胶单和治疗巾于臀下，弯盘置于臀边。不能自我控制排便的病人可取仰卧位，臀下垫便盆。盖好被子，暴露臀部	● 该姿势使乙状结肠、降结肠处于下方，利用重力作用使灌肠液顺利流入乙状结肠和降结肠 ● 保暖，维护病人隐私，使其放松

操作步骤	要点说明
3. 将灌肠筒挂于输液架上，筒内液面高于肛门约 40～60cm	● 保持一定灌注压力和速度。如灌肠筒过高，压力过大，液体流入速度过快，不易保留，而且易造成肠道损伤；反之，压力小，流入速度慢，灌入时间长
4. 戴手套，连接肛管，润滑肛管前段，排尽管内气体，夹管。一手垫卫生纸分开肛门，暴露肛门口，嘱病人深呼吸，一手将肛管轻轻插入直肠 7～10cm，固定肛管，开放管夹，使液体缓缓流入	● 防止气体进入直肠 ● 减轻紧张感，使病人放松，便于插入肛管 ● 插管时勿用力，避免损伤肠黏膜。小儿插入深度约 4～7cm
5. 密切观察筒内液面下降和病人的情况。如液面下降过慢或停止，多由于肛管前端孔道被阻塞，可移动肛管或挤捏肛管；如病人感觉腹胀或有便意，可嘱其张口深呼吸以放松腹部肌肉，并降低灌肠筒的高度以减慢流速或暂停灌肠，如病人出现脉速、面色苍白、出冷汗、剧烈腹痛、心慌气促，应立即停止灌肠，联系医生，给予处理	● 挤捏使堵塞管腔的粪便脱落 ● 转移病人的注意力，减轻腹压 ● 降低灌肠筒，以减轻灌入溶液对肠道的压力 ● 病人可能发生肠道剧烈痉挛或出血，须立即停止灌肠
6. 待灌肠液即将流尽时夹管，用卫生纸包裹肛管轻轻拔出放入弯盘内，擦净肛门	● 避免拔管时灌肠液和粪便随肛管流出，保持清洁

操作步骤	要点说明
7. 取下手套，协助病人取舒适的卧位，嘱其尽量保留 5～10min 后，再排便。对不能下床的病人，给予便器，将卫生纸、呼叫器放于易取处。扶助能下床的病人上厕所排便	● 使灌肠液在肠中有足够的作用时间，以利粪便充分软化容易排出
8. 排便后及时取出便器，擦净肛门，协助病人穿裤，整理床单位，开窗通风	● 降温灌肠，液体要保留 30min，排便后 30min，测量体温并记录 ● 保持病房的整齐，去除异味
9. 观察大便性状，必要时留取标本送检	
10. 清理用物，按有关规定处理用物	● 防止病原微生物传播
11. 洗手，在体温单上记录灌肠结果	● 如灌肠后解便一次为 1/E。灌肠后无大便记为 0/E

2. 注意事项

（1）妊娠、急腹症、严重心血管疾病等病人禁忌灌肠。

（2）伤寒病人灌肠时溶液不得超过 500ml，压力要低（液面不得超过肛门 30cm）。

（3）为肝昏迷病人灌肠时，禁用肥皂水，以减少氨的产生和吸收；充血性心力衰竭和水钠潴留病人禁用 0.9%氯化钠溶液灌肠。

（4）准确掌握溶液的温度、浓度、流速、压力和溶液的量。

（5）灌肠时病人如有腹胀或便意时，应嘱病人作深呼吸，以减轻不适。

（6）灌肠过程中应随时注意观察病人的病情变化，如发现脉速、面色苍白、出冷汗、剧烈腹痛、心慌气紧时，应立即停止灌肠并及时与医生联系，采取急救措施。

（7）作好灌肠过程中配合要点的指导以及相关知识的健康指导。

【评价】

1. 操作方法正确、熟练。

2. 病人排出大便，自述感觉舒适。

3. 降温有效，病人体温较前有所下降。

4. 病人排出肠道积气。

（二）小量不保留灌肠法

适用于腹部或盆腔手术后的病人、危重病人、年老体弱、小儿及孕妇等。

【目的】

1. 软化粪便，解除便秘。

2. 排除肠道内的气体，减轻腹胀。

【评估】

1. 病人的病情、临床诊断、灌肠目的。

2. 病人的意识状态、生命体征、心理状况和排便情况。

3. 病人的肛周皮肤及黏膜的情况。

4. 病人的合作理解程度、配合能力。

【计划】

1. 护士准备　着装整齐，戴口罩，剪指甲，洗手。熟悉小量不保留灌肠的操作程序，向病人解释小量不保留灌肠目的及注意事项。

2. 用物准备

（1）治疗车上层治疗巾内备注洗器或小容量灌肠筒，肛管，温开水 5～10ml，遵医嘱准备灌肠液，止血钳，棉签。治疗巾外备润滑剂，弯盘，卫生纸，橡胶单，治疗巾，手套。治疗车下层备便盆和便盆巾。

(2) 常用灌肠液:"1、2、3"溶液(50%硫酸镁 30ml、甘油 60ml、温开水 90ml);甘油 50ml 加等量温开水;各种植物油 120~180ml。溶液温度为 38℃。

3. **病人准备** 同大量不保留灌肠。

4. **环境准备** 同大量不保留灌肠。

【实施】

1. 操作步骤

操作步骤	要点说明
1. 按医嘱准备好用物及灌肠液。将携用物至病人床旁,核对医嘱和病人并解释;关闭门窗,屏风遮挡;嘱病人排尿	● 认真执行查对制度,避免差错事故的发生
2. 协助病人双腿屈膝,退裤至膝部,取左侧卧位,臀部移至床沿。臀下垫橡胶单与治疗巾	● 利用重力作用使灌肠溶液可以顺利流入乙状结肠
3. 戴手套,将弯盘置于臀边,用注洗器抽吸灌肠液,连接肛管,润滑肛管前段,排气夹管	● 减少插管时的阻力和对黏膜的刺激
4. 一手垫卫生纸分开臀部,暴露肛门,嘱病人深呼吸,一手将肛管轻轻插入直肠 7~10cm	● 使病人放松,便于插入肛管
5. 固定肛管,松开止血钳,缓缓注入溶液,注毕夹管,取下注洗器再吸取灌肠溶液,松开止血钳后再行灌注。如此反复直至灌肠溶液全部注入完毕	● 注入速度不得过快过猛,以免刺激肠黏膜,引起排便反射 ● 如用小容量灌肠筒,液面距肛门不能超过 30cm
6. 夹闭肛管尾端或反折肛管尾端,用卫生纸包裹肛管轻轻拔出,放入弯盘内	

操作步骤	要点说明
7. 擦净肛门，取下手套，协助病人取舒适卧位。嘱其尽量保留溶液 10～20min 再排便	● 充分软化粪便，利于排便
8. 对不能下床的病人，给予便器，将卫生纸、呼叫器放于易取处。扶助能下床的病人上厕所排便	
9. 整理床单位，观察病人反应，并洗手、记录、清理用物	● 防止病原微生物传播，按有关规定处理用物

2. 注意事项

（1）灌肠时插管深度为 7～10cm，压力宜低，灌肠液注入的速度不得过快。

（2）每次抽吸灌肠液时应反折肛管尾段，防止空气进入肠道，引起腹胀。

（3）余同大量不保留灌肠。

【评价】

同大量不保留灌肠。

（三）保 留 灌 肠

将药液灌入到直肠或结肠内，通过肠黏膜吸收达到治疗疾病的目的。

【目的】

镇静、催眠及治疗肠道感染。

【评估】

1. 病人的病情、肠道病变部位、临床诊断及灌肠的目的。

2. 病人的意识状态、生命体征、心理状况。

3. 病人的合作理解程度、配合能力。

【计划】

1. 护士准备 着装整齐，戴口罩，修剪指甲，洗手。熟悉保留灌肠的操作程序，向病人解释保留灌肠目的及注意事项。

2. 用物准备

（1）治疗巾内备注洗器，量杯（内盛灌肠液），肛管（20号以下），温开水 5～10ml，遵医嘱备灌肠液，止血钳，棉签；治疗巾外备润滑剂，清洁手套，弯盘，卫生纸，橡胶或塑料单，治疗巾，小垫枕。

（2）常用溶液：药物及剂量遵医嘱准备，灌肠溶液量不超过 200ml。溶液温度 38℃。①镇静、催眠用 10％水合氯醛；②抗肠道感染用 2％小檗碱，0.5％～1％新霉素或其他抗生素溶液。

3. 病人准备 了解保留灌肠的目的、过程和注意事项，排尽大小便，配合操作。

4. 环境准备 同大量不保留灌肠。

【实施】

1. 操作步骤

操作步骤	要点说明
1. 按医嘱准备用物及灌肠液，携带用物至床旁，再次核对医嘱，解释	● 保留灌肠的时间以晚上睡眠前灌肠为宜，因为此时活动减少，药液易于保留吸收
2. 根据病情选择不同的卧位，垫小垫枕、橡胶单和治疗巾于臀下，使臀部抬高约 10cm	● 慢性细菌性痢疾，病变部位多在直肠或乙状结肠，取左侧卧位。阿米巴痢疾病变多在回盲部，取右侧卧位，以提高疗效 ● 抬高臀部防止药液溢出

续表

操作步骤	要点说明
3. 戴手套，润滑肛管前段，排气后轻轻插入肛门 15~20cm，缓慢注入药液	
4. 药液注入完毕，再注入温开水 5~10ml，抬高肛管尾端，使管内溶液全部注完，拔出肛管，擦净肛门，取下手套，嘱病人尽量忍耐，保留药液在 1h 以上	● 使药液被充分吸收，达到治疗目的
5. 协助病人睡卧舒适，整理床单位，清理用物，观察病人反应	
6. 洗手，记录	

2. 注意事项

(1) 保留灌肠前嘱病人排便，使肠道排空有利于药液吸收。对灌肠目的和病变部位应了解清楚，以确定病人的卧位和插入肛管的深度。

(2) 保留灌肠时肛管要细且插入要深，液量不宜过多，压力要低，灌入速度宜慢，以减少对肠道的刺激，使灌入的药液能保留较长时间，有利于肠黏膜的吸收。

(3) 肛门、直肠、结肠手术的病人及大便失禁的病人，不宜做保留灌肠。

(4) 作好相关知识的健康教育。

【评价】

1. 操作方法和步骤正确、熟练。

2. 肛管插入的深度、注入药液的速度合适。

3. 与病人沟通有效，能正确配合，达到治疗目的。

（四）简易通便法

通过简便经济有效的措施，帮助病人解除便秘。适用于体弱老人和久病卧床便秘者。

【评估】

1. 病人的病情、临床诊断及排便情况。

2. 病人的意识状态、生命体征、心理状况。

3. 病人的合作理解程度。

【计划】

1. **护士准备**　着装整齐，戴口罩，修剪指甲，洗手。熟悉简易通便法的操作程序，向病人解释其操作目的及注意事项。

2. **用物准备**　通便剂、卫生纸、剪刀、清洁手套。

3. **病人准备**　了解简易通便法的目的、过程和注意事项，配合操作。

4. **环境准备**　注意隐蔽性，可用屏风遮挡，维护病人自尊。

【实施】

1. **开塞露法**　开塞露是用甘油或山梨醇制成，装在塑料容器内。使用时将封口端剪去，先挤出少许液体润滑开口处。病人左侧卧位，放松肛门外括约肌，将开塞露的前端轻轻插入肛门后将药液全部挤入直肠内，保留 5～10min 后排便。

2. **甘油栓法**　甘油栓是用甘油和明胶制成的栓剂。戴手套，一手捏住甘油栓底部轻轻插入肛门至直肠内，保留 5～10min 排便。

3. **肥皂栓法**　将普通肥皂削成圆锥形（底部直径约 1cm、长约 3～4cm），戴手套，将肥皂栓蘸热水后轻轻插入肛门。如有肛门黏膜溃疡、肛裂及肛门剧烈疼痛者，不宜使用肥皂栓通便。

【评价】

1. 操作方法和步骤正确、熟练，通便剂选择正确。

2. 维护病人自尊。

3. 达到排便目的。

（五）肛管排气法

将肛管从肛门插入直肠，达到排除肠腔内积气的方法。

【目的】

帮助病人解除肠腔积气，减轻腹胀。

【评估】

1. 病人的病情、临床诊断、腹胀及肛周皮肤黏膜情况。

2. 病人的意识状态、生命体征、心理状况。

3. 病人合作理解程度、配合能力。

【计划】

1. 护士准备　着装整齐，戴口罩，剪指甲，洗手。熟悉肛管排气的操作程序，向病人解释肛管排气的目的及注意事项。

2. 用物准备　治疗巾内备肛管，玻璃接头，橡胶管，玻璃瓶（内盛水 3/4 满，瓶口系带），治疗巾外放置润滑剂、棉签，胶布（1cm×15cm），清洁手套。

3. 病人准备　了解肛管排气的目的、过程和注意事项，主动配合操作。

4. 环境准备　关闭门窗，屏风遮挡，光线充足，温度适宜。

【实施】

1. 操作步骤

操作步骤	要点说明
1. 按医嘱准备用物，携带用物至床旁，再次核对医嘱，关闭门窗，屏风遮挡	● 严格遵守查对制度，避免发生差错事故
2. 协助病人取左侧卧位，注意遮盖病人，暴露肛门	● 保暖，维护病人自尊
3. 将玻璃瓶系于床边，橡胶管一端插入玻璃瓶液面下，另一端与肛管相连	● 防止空气进入直肠内，加重腹胀。观察气体排出的情况
4. 戴手套，润滑肛管，嘱病人张口呼吸，将肛管轻轻插入直肠15～18cm，用胶布将肛管固定于臀部，橡胶管留出足够长度用别针固定在床单上	● 减少肛管对直肠的刺激 ● 便于病人翻身
5. 观察排气情况，如排气不畅，帮助病人更换体位或按摩腹部	● 若有气体排出，可见瓶内液面下有气泡逸出
6. 保留肛管不超过20min，拔出肛管，清洁肛门，取下手套	● 变换体位或按摩腹部可以促进排气 ● 长时间留置肛管，会降低肛门括约肌的反应，甚至导致肛门括约肌永久性松弛
7. 协助病人取舒适的体位，观察病人腹胀有无减轻，整理床单位	● 必要时，2～3h后再行肛管排气
8. 清理用物，洗手，记录	

2. 注意事项

（1）橡胶管留出足够长度固定在床单上，以便病人翻身活动。

（2）若排气不畅，帮助病人更换体位或沿顺时针方向按摩腹部，促进排气。

（3）肛管保留不超过 20min，以免降低肛门括约肌的反应，甚至导致肛门括约肌永久性松弛。如病情需要，2～3h 后再行肛管排气。

（4）作好相关知识的健康指导。

【评价】

1. 操作方法和步骤正确、熟练。

2. 肛门插入的深度合适，留置时间正确。

3. 病人腹胀减轻。

4. 在操作过程中，注意关心保护病人，做到有效的护患沟通。

（罗珊霞、李小萍）

十九、导 尿 术

导尿术（catheterization）是指在严格无菌操作下，用无菌导尿管经尿道插入膀胱引流尿液的方法。在导尿的过程中若操作不当容易引起泌尿系统感染和膀胱、尿道黏膜的损伤。因此在进行导尿操作中必须严格执行无菌操作原则。

（一）一次性导尿术

【目的】

1. 为尿潴留病人引流出尿液，减轻其痛苦。

2. 协助临床诊断。如留取未受污染的尿标本作细菌培养；测量膀胱容量、压力及检查残余尿；进行尿道或膀胱造影等。

3. 为膀胱肿瘤病人进行膀胱化疗。

【评估】

1. 病人的病情、临床诊断、导尿的目的。

2. 病人的意识状态、生命体征。

3. 病人的卧位、膀胱充盈度及会阴部皮肤黏膜情况。

4. 病人的合作程度、心理状况、生活自理能力。

【计划】

1. 护士准备　着装整齐，戴口罩，剪指甲，洗手。熟悉导尿的操作程序，向病人解释导尿的目的及注意事项。嘱咐或帮助病人清洗外阴部，以减少外阴部微生物的数量。

2. 用物准备　治疗车上层备无菌导尿包，外阴初步消毒用物或一次性导尿包。无菌持物钳和容器 1 套，无菌手套 1 双，消毒溶液，小橡胶单和治疗巾 1 套，浴巾。治疗车下层备便盆及便盆巾。必要时备屏风。男病人备无菌纱布罐。

(1) 无菌导尿包：弯盘 1 个，尿管粗细各 1，小药杯 1 个内盛 4 个棉球，血管钳 2 把，润滑油棉签或棉球瓶 1 个，标本瓶 1 个，洞巾 1 张，治疗巾 1 张，包布 1 张。

(2) 外阴初步消毒用物：治疗碗 1 个（内盛消毒液棉球 10 余个、弯血管钳 1 把），弯盘 1 个，手套 1 只或指套 2 只，男病人需准备清洁纱布 1 块。

(3) 导尿管的种类：一般分为单腔导尿管（用于一次性导尿）、双腔气囊导尿管（用于留置导尿）、三腔导尿管（用于膀胱冲洗或膀胱内滴药）三种。

3. 病人准备　病人和家属了解导尿的目的、意义、过程和注意事项，并了解如何配合操作。导尿前清洗外阴。

4. 环境准备　关闭门窗，屏风或围帘遮挡，光线充足，温度适宜。

【实施】

1. 操作步骤

操作步骤	要点说明
1. 按医嘱备齐用物携至病人床旁，再次核对医嘱和解释操作的目的和过程	● 严格执行查对制度
2. 关闭门窗，屏风遮挡病人，请无关人员回避	● 保护病人
3. 操作者站在病人一侧，移床旁椅至操作同侧的床尾，将便盆放床尾床旁椅上，打开便盆巾	● 便于操作，节省时间

操作步骤	要点说明
4. 松开床尾盖被，帮助病人脱去对侧裤腿，盖在近侧腿部，并盖上浴巾，对侧腿用盖被遮盖	● 防止受凉
5. 协助病人取仰卧屈膝位，两腿略外展，露出外阴。将小橡胶单和治疗巾垫于病人臀下，弯盘置于近外阴处；治疗碗放于病人两腿之间，进行初步消毒	● 保护床单不被污染
6. 根据男、女病人尿道的解剖特点进行初步消毒、再次消毒导尿	
▲女性病人消毒、导尿	
（1）操作者一手戴手套或指套，另一手持血管钳夹取消毒液棉球消毒阴阜、大阴唇，接着以戴手套的手分开大阴唇，依次消毒小阴唇和尿道口；污棉球置弯盘内；消毒完毕；脱下手套置弯盘内，将碗及弯盘移至床尾处	● 每个棉球限用一次 ● 血管钳不可接触肛门区域 ● 消毒顺序是由外向内、自上而下
（2）在病人两腿之间，打开导尿包包布，按无菌技术操作打开治疗巾，用无菌持物钳显露小药杯；倒消毒液于药杯内，浸湿棉球	● 嘱病人勿动肢体，保持安置的体位，避免无菌区域污染

操作步骤	要点说明
(3) 戴无菌手套，铺洞巾，使洞巾和治疗巾内层形成一较大无菌区	● 扩大无菌区域，利于无菌操作，避免污染
(4) 按操作顺序整理好用物，选择一根合适的导尿管，用润滑液棉球润滑导尿管前段	● 尿管过粗容易损伤尿道黏膜。过细尿液自尿道口流出，达不到导尿的目的。润滑尿管可减轻尿管对黏膜的刺激和插管时的阻力
(5) 小药杯置于外阴处，一手分开并固定小阴唇，一手持血管钳夹取消毒液棉球，分别消毒尿道口、小阴唇、尿道口。污棉球、血管钳、小药杯放床尾弯盘内	● 再次消毒顺序是内→外→内，自上而下。每个棉球限用一次，避免已消毒的部位污染 ● 消毒尿道口时稍停片刻，发挥消毒效果
(6) 将无菌弯盘置于洞巾口旁，嘱病人放松，用另一血管钳夹持导尿管对准尿道口轻轻插入尿道 4～6cm，见尿液流出再插入 1cm 左右，固定小阴唇的手下移固定导尿管，将尿液引入弯盘内	● 插管时，病人放松，使肌肉和尿道括约肌松弛，有助于插管 ● 插管时，动作要轻柔，避免损伤尿道黏膜

▲男性病人导尿

操作步骤	要点说明
(1) 操作者一手戴手套，另一手持血管钳夹消毒液棉球进行初步消毒，依次为阴阜、阴茎、阴囊。然后用无菌纱布裹住阴茎将包皮向后推暴露尿道口，自尿道口向外向后旋转擦拭尿道口、龟头及冠状沟。污棉球、纱布置弯盘内，消毒完毕，将弯盘移至床尾	● 每个棉球限用一次。 ● 自阴茎根部向尿道口消毒 ● 包皮和冠状沟易藏污垢，应注意仔细擦拭，预防感染
(2) 在病人两腿之间，打开导尿包包布，按无菌技术操作打开治疗巾，用无菌持物钳显露小药杯，倒消毒液于药杯内，浸湿棉球，备无菌纱布1块	● 嘱病人勿动肢体，保持安置的体位，避免无菌区域污染
(3) 戴无菌手套，铺洞巾，使洞巾和治疗巾内层形成一较大无菌区	● 扩大无菌区域，利于无菌操作，避免污染
(4) 按操作顺序整理好用物，选择一根合适的导尿管，用润滑液棉球润滑导尿管前段	
(5) 再次消毒：一手用纱布包住阴茎将包皮向后推，暴露尿道口。另一只手持血管钳夹消毒液棉球再次消毒尿道口、龟头及冠状沟。污棉球、小药杯、血管钳放床尾弯盘内	● 由内向外，每个棉球只用一次，避免已消毒的部位再污染

操作步骤	要点说明
(6) 导尿：一手用无菌纱布固定阴茎并提起，使之与腹壁成60°角，将弯盘置于洞巾口旁，嘱病人张口呼吸，用另一血管钳夹持导尿管对准尿道口轻轻插入尿道20～22cm，见尿液流出再插入1～2cm，将尿液引入弯盘内	● 使耻骨前弯消失，利于插管 ● 插管时，动作要轻柔，男性尿道有三个狭窄，切忌用力过快过猛而损伤尿道黏膜
7. 当弯盘内盛2/3满尿液，用血管钳夹住导尿管尾端，将尿液倒入便盆内，再打开导尿管继续放尿	● 注意观察病人的反应及询问其感觉
8. 若需作尿培养，用无菌标本瓶接取足量中段尿，盖好瓶盖，放置合适处	● 避免碰洒或污染
9. 导尿完毕，轻轻拔出导尿管撤下洞巾，擦净外阴，脱去手套至弯盘内，撤出病人臀下的小橡胶单和治疗巾放治疗车下层。协助病人穿好裤子。整理床单位	● 使病人舒适 ● 保护病人隐私
10. 清理用物，测量尿量，尿标本贴标签后送检	● 标本及时送检，避免污染 ● 用物按消毒隔离要求进行处理
11. 洗手，记录	

2. 注意事项

（1）在操作过程中注意保护病人，严格执行无菌技术操作原则。

（2）对膀胱高度膨胀且极度虚弱的病人，第一次放尿不得超过 1000ml。因为大量放尿可使腹腔内压急剧下降，血液大量滞留在腹腔内，导致血压下降而虚脱；又因为膀胱内压突然降低，导致膀胱黏膜急剧充血，发生血尿。

（3）老年女性尿道口回缩，插管时应仔细观察、辨认，避免误入阴道。

（4）为女病人插尿管时，如导尿管误入阴道，应另换无菌导尿管重新插管。

（5）为避免损伤和导致泌尿系统的感染，必须掌握男性和女性尿道的解剖特点。

【评价】

1. 用物齐备，操作方法和步骤正确、熟练。

2. 无菌观念强，操作过程无污染。

3. 病人主动配合，顺利完成导尿术。

（二）留置导尿术

留置导尿术（retention catheterization）是在导尿后，将导尿管保留在膀胱内，引流尿液的方法。

【目的】

1. 抢救危重病人时正确记录每小时尿量、测量尿比重，以观察病人的病情变化。

2. 避免盆腔手术过程中误伤病人脏器，需排空膀胱，保持膀胱空虚。

3. 某些泌尿系统疾病手术后留置导尿管，便于引流和冲洗，并减轻伤口张力，促进伤口的愈合。

4. 为尿失禁或会阴部有伤口的病人引流尿液，保持会阴部的清洁干燥，并训练膀胱功能，恢复其储存和排放尿液的功能。

【评估】

1. 病人的病情、临床诊断、留置导尿的目的。

2. 病人的意识状态、生命体征、心理状态。

3. 病人的合作理解程度。

4. 膀胱充盈及局部皮肤情况。

【计划】

1. 护士准备　着装整齐，戴口罩，修剪指甲，洗手。熟悉留置导尿的操作程序，向病人解释留置导尿的目的及注意事项。

2. 用物准备　除一次性导尿术用物外，另备无菌双腔气囊导尿管 1 根，10ml 无菌注射器 1 副，0.9％氯化钠溶液 10～40ml，无菌集尿袋 1 只，安全别针 1 个。普通导尿管需备胶布。

3. 病人准备　病人及家属了解留置导尿的目的、过程和注意事项，学会在活动时如何防止尿管脱落等知识。

4. 环境准备　关闭门窗，屏风遮挡，光线充足，温度适宜。

【实施】

1. 操作步骤

操作步骤	要点说明
1. 按医嘱备齐用物携至病人床旁，再次核对医嘱解释操作目的和过程	● 严格检查导尿包的有效期和灭菌标志
2. 同导尿术消毒会阴部及尿道口，插入导尿管	● 严格按无菌操作进行，防止泌尿系统感染
3. 排尿后，夹住导尿管尾端，固定导尿管	

操作步骤	要点说明
▲双腔气囊导尿管固定法	
根据导尿管上注明的气囊容积向气囊注入等量的0.9％氯化钠溶液,轻拉导尿管有阻力感,即证实导尿管固定于膀胱内,移开洞巾	● 双腔气囊导尿管采用硅胶制成,与组织有较好的相容性,对组织刺激性小,因导尿管前端有一气囊,当注入一定量的气体或液体后可将导尿管固定于膀胱内
▲胶布固定法	
女性:移开洞巾,脱下手套,将一块长12cm,宽4cm的胶布上1/3固定于阴阜上,下2/3剪成三条,中间一条螺旋形粘贴在导尿管上,其余两条分别交叉粘贴在对侧的大阴唇上口处向上,距离尿道口1cm	● 女性尿道短,尿管易滑出,要妥善固定导尿管
男性:移开洞巾,脱下手套,取长12cm,宽2cm的胶布,在一端的1/3处两侧各剪一小口,折叠成无胶面,制成蝶形胶布。将2条蝶形胶布的一端粘贴在阴茎两侧,再用两条细长胶布作大半环形固定,开处用胶布环形固定蝶形胶布的折叠端与导尿管上	● 有粘胶面的胶布不能直接贴在龟头上,以免损伤龟头表皮,给病人带来痛苦
4. 导尿管末端与集尿袋的引流管接头处相连,用橡皮圈和安全别针将集尿袋的引流管固定在床单上,集尿袋妥善地固定在低于膀胱的高度,开放导尿管	● 别针固定要稳妥,既避免伤害病人,又不能使引流管滑脱 ● 引流管要留出足够的长度,防止因翻身牵拉,使尿管脱出 ● 防止尿液逆流造成泌尿系感染
5. 取舒适卧位,整理床单位,清理用物	
6. 洗手,记录	

2. 注意事项

（1）双腔气囊导尿管固定时要注意膨胀的气囊不能卡在尿道内口，以免气囊压迫膀胱壁，造成黏膜的损伤。

（2）留置尿管如果采用普通导尿管，女病人在操作前应剃去阴毛，便于胶布固定。

（3）男病人留置尿管采用胶布加固蝶形胶布时，不得作环形固定以免影响阴茎的血液循环，导致阴茎的充血、水肿甚至坏死。

（4）做好相关健康知识指导，防止泌尿系统感染。其措施为：①保持尿道口清洁。每日定时更换集尿袋，及时排空集尿袋，并记录尿量。每周更换导尿管一次，硅胶导尿管可酌情延长更换时间；②在病情允许的情况下，鼓励病人多饮水以增加尿量，达到自然冲洗尿道的目的；③注意倾听病人的主诉并观察尿液情况，发现尿液浑浊、沉淀、有结晶时，应及时处理，每周尿常规检查一次。④解释在病情允许的情况下多饮水和适当活动的重要性，每天尿量应维持在 2000ml 左右，以产生足够的尿液冲洗尿道，预防泌尿系统感染和尿路结石的形成。⑤向病人及家属说明避免导尿管和引流管受压、扭曲、堵塞等的意义，以保持尿液引流通畅，避免感染的发生。⑥下床活动时注意引流管的固定、通畅，集尿袋不得超过膀胱高度并避免挤压，防止尿液反流。

（5）指导长期留置导尿管的病人进行膀胱功能训练和骨盆底肌肉锻炼，以控制排尿能力。

【评价】

1. 操作正确、熟练，有较强的无菌观念，操作中无污染。

2. 操作中注意关心、保护病人。

3. 正确指导病人及家属防止尿管脱落的注意事项和避免泌尿系统的感染等。

4. 病人留置导尿后护理措施及时、有效，无并发症的发生。

（三）膀 胱 冲 洗

膀胱冲洗（bladder irrigation）是利用三通的导尿管，将溶液灌入到膀胱内，再利用虹吸原理将灌入的液体引流出来，达到冲洗治疗膀胱目的的方法。

【目的】

1. 对留置导尿管的病人，保持其尿液引流通畅。

2. 清除膀胱内的血凝块、黏液、细菌等异物，预防感染的发生。

3. 治疗某些膀胱疾病，如膀胱炎、膀胱肿瘤。

【评估】

1. 病人的病情、临床诊断、膀胱冲洗的目的。

2. 病人的意识状态、生命体征、心理状况、合作理解程度。

【计划】

1. 护士准备　着装整齐，戴口罩，剪指甲，洗手。熟悉膀胱冲洗的操作程序，向病人解释膀胱冲洗的目的及注意事项。

2. 用物准备　导尿术用物，密闭式膀胱冲洗术用物

（1）无菌治疗巾备：治疗碗两个，镊子1把，70％乙醇棉球数个，无菌膀胱冲洗装置1套，血管钳1把。治疗巾备：手套，开瓶器1个，输液架1个，输液吊篮1个。便盆及便盆巾。

（2）按医嘱备冲洗溶液。常用冲洗溶液：0.9％氯化钠溶液、0.02％呋喃西林液、3％硼酸液、氯己定液、0.1％新霉素溶液。

（3）灌入溶液温度为38～40℃。若为前列腺肥大摘除术后病人，用冰的0.9％氯化钠溶液灌洗。

3. 病人准备　病人及家属了解膀胱冲洗的目的、过程和注意事项，主动配合。

4. 环境准备　酌情关闭门窗，屏风遮挡，光线、温度适宜。

【实施】

1. 操作步骤

操作步骤	要点说明
1. 核对医嘱，按导尿术插好导尿管，按留置导尿术固定好导尿管并排空膀胱	● 便于冲洗液顺利滴入膀胱。有利于药液与膀胱壁充分接触，并保持有效浓度，达到冲洗的目的
2. 准备冲洗膀胱	
（1）用开瓶器启开冲洗液瓶铝盖中心部分，常规消毒瓶塞，打开膀胱冲洗装置，将冲洗导管针头插入瓶塞，将冲洗液倒挂于输液架上，排气后关闭导管	
（2）分开导尿管与集尿袋引流管接头连接处，消毒导尿管端口和引流管接头，将导尿管和引流管分别与"Y"形管的两个分管相连接，"Y"形管的主管连接冲洗导管	
（3）关闭引流管，开放冲洗管，使溶液滴入膀胱，调节滴速。待病人有尿意或滴入溶液200～300ml后，关闭冲洗管，放开引流管，将冲洗液全部引流出来后，再关闭引流管	● 瓶内液面距床面约60cm，以便产生一定的压力，使液体能够顺利滴入膀胱 ● 滴速一般为60～80滴/分，滴速不宜过快，以免引起病人强烈尿意，迫使冲洗液从导尿管侧溢尿道外

操作步骤	要点说明
（4）按需要如此反复冲洗。在冲洗过程中，询问病人感受，观察病人的反应及引流液形状	● 若病人出现不适或有出血情况，立即停止冲洗，并与医生联系，并配合处理
3. 冲洗完毕，取下冲洗管，消毒导尿管口和引流接头并连接	
4. 清洁外阴并固定好导尿管	● 减少外阴部细菌的数量
5. 协助病人取舒适卧位，整理床单位，清理物品	
6. 洗手，记录	● 记录冲洗液名称、冲洗量、引流量、引流液性质、冲洗过程中病人反应等

2. 注意事项

（1）严格执行无菌技术操作。

（2）避免过度用力回抽造成黏膜损伤。若引流的液体少于灌入的液体量，应考虑是否有血块或脓液阻塞，可增加冲洗次数或更换导尿管。

（3）冲洗时嘱病人深呼吸，尽量放松，以减少疼痛。若病人有腹痛、腹胀、膀胱收缩剧烈等情形，应暂停冲洗。

（4）冲洗后如出血较多或血压下降，应立即报告医生给予处理，并注意准确记录冲洗液量及性状。

【评价】

1. 操作正确、熟练，有较强的无菌观念，操作中无污染。

2. 操作中能关心、保护病人。

3. 膀胱感染等症状减轻。

（罗珊霞、李小萍）

二十、口服给药法

口服给药法（administering oral medications）是一种常用、方便、又比较安全的给药方法。药物经口服后被胃肠道吸收入血液循环，从而达到预防、诊断、治疗的作用。

【目的】

1. 正确提供药物的剂量、给药时间等。

2. 达到预防、诊断和治疗疾病的目的。

【评估】

1. 病人的病情、吞咽能力、口服药物的自理能力。

2. 病人对服药的心理反应以及合作程度。

3. 病人是否具备对所用药物的相关知识。询问药物过敏史和用药史。

【计划】

1. 护士准备　洗手、戴口罩，熟悉药物的药理作用及用法，向病人解释用药的目的及注意事项。

2. 用物准备　发药车，药物，药盘，药杯，药匙，量杯，滴管，研钵，湿纱布，包药纸，饮水管，服药本，小药卡，治疗巾，水壶（内盛温开水）。

3. 病人准备　病人理解用药目的，了解所服用药物的相关知识，能积极配合。

4. 环境准备　备药的环境安静、整洁、光线适宜。

【实施】

1. 操作步骤

操作步骤	要点说明
1. 备药	
（1）洗手、戴口罩	
（2）核对医嘱根据医嘱本上的床号、姓名填写小药卡并按床号顺序将小药卡插入药盘内，放好药杯	● 严格执行"三查七对"制度 ● 如药卡字迹不清，需重写
（3）对照医嘱本上床号、姓名、药名、浓度、剂量、时间进行配药	● 部分医院由住院药房（又称中心药房）根据医生处方配备，护士负责核对
（4）根据不同药物剂型采取相应的取药方法	● 要求一个病人的药摆完后，再摆另一个病人的药
◆固体药——用药匙取药	● 粉剂、含化片用纸包好，放入药杯
一手取药瓶，瓶签朝向自己，另一手用药匙取出所需药量，放入药杯	● 使用单一剂量包装的药品，需在发药时拆开包装 ● 药物需碾碎时，将药在研钵内碾碎，用药匙刮出，包药纸包好
◆液体药——用量杯量取	
①摇匀药液 ②打开瓶盖，使其内面向上放置	● 避免药液内溶质沉淀影响药物浓度
③一手持量杯，拇指置于所需刻度，并使其刻度与视线平；另一手将药瓶有瓶签的一面朝向手心，倒药液至所需刻度处	● 使药液水平与量杯刻度同高，保证剂量准确 ● 防止倒药时污染瓶签
④将药液倒入药杯 ⑤湿纱布擦净瓶口，放药瓶回原处	● 不同的药液应倒入不同的药杯内

操作步骤	要点说明
⑥更换药液品种时，洗净量杯或滴管	● 以免药液之间发生化学变化
⑦油剂、按滴计算的药液或药量不足 1ml 时，用滴管吸取药液。盛药前药杯内应倒入少许温开水	● 1ml 以 15 滴计算，吸药时勿将药液吸至橡皮球内，滴药时滴管稍稍倾斜，使药量准确 ● 以免药液附着杯壁，影响剂量
（5）备药完毕，整理药柜、将物品归还原处，并根据医嘱本重新核对一遍，盖上治疗巾	● 确保准确无误

2. 发药

操作步骤	要点说明
（1）洗手，与另一名护士再次核对医嘱	● 确认无误后再发药
（2）携带医嘱本，备温开水，按床号顺序送药至病人床前	● 同一病人的药物应一次取出药盘；不同病人的药物不可同时取出，避免发错药物
（3）核对床号、姓名、药名、剂量、浓度、时间、方法	● 保证病人所服用药物的准确性
（4）协助病人服药	● 能自理者，帮助其倒水，确认服下后方可离开；自理有困难者，如危重者及不能自行服药者应喂服；鼻饲者须将药物碾碎，用水溶解后，从胃管注入，再以少量温开水冲净胃管
（5）再次查对	● 严格遵守查对制度
（6）遇病人不在或需禁食者，暂不发药，将药物带回保管，适时再发药或交班	

操作步骤	要点说明
3. 发药后处理	
（1）服药后，收回药杯，按要求作相应处理	● 药杯先浸泡消毒，后冲洗清洁（盛油剂的药杯，先用纸擦净再作初步消毒），再消毒备用；一次性药杯经集中消毒后按规定处理
（2）清洁药盘	
（3）随时观察病人服药后的反应，若有异常，及时与医生联系	

2. 注意事项

（1）严格执行查对制度。

（2）对婴幼儿、鼻饲或上消化道出血等不宜直接服药的病人，应将药片研碎。

（3）液体药的测定，应以液体凹面计算。

（4）倒出来的药液不能再倒回药瓶内。

（5）如病人提出疑问，应重新查对，无误后方可给病人服下。

（6）掌握病人所服药物的作用、不良反应以及某些药物服用的特殊要求。

【评价】

1. 病人能主动配合，合作良好。

2. 病人安全正确地服药，达到治疗效果，无不良反应。

3. 病人获得相关用药知识。

（张凤英）

二十一、抽吸药液法

【目的】

用无菌技术的方法，从安瓿或密封瓶内正确抽吸药液，以保证药物剂量准确、无污染。

【评估】

1. 病人的病情、给药目的。

2. 药物性能、给药途径。

【计划】

1. 护士准备　着装整齐、修剪指甲、洗净双手、戴好口罩。熟悉药液的抽吸方法。

2. 用物准备　注射盘，三瓶架（2％碘酊、70％乙醇、无菌平镊及罐），无菌棉签，无菌纱布，药液，注射器，开瓶器，弯盘，医嘱本等。必要时备砂轮。

3. 环境准备　清洁、无尘埃飞扬、符合无菌操作的原则，光线充足。

【实施】

1. 操作步骤

操作步骤	要点说明
1. 核对医嘱，仔细查对药液的名称、浓度、失效期，药液的质量	● 保证安全用药。防止差错事故的发生
2. 抽吸药液	

操作步骤	要点说明
▲自安瓿内吸药法	
(1) 将安瓿尖端和颈部的药液弹至体部	● 药液流到安瓿体部，使所抽吸的药量准确
(2) 用 2% 碘酊和 70% 乙醇棉签消毒安瓿颈部至顶端	● 严格执行无菌操作，防止感染发生
(3) 用无菌纱布包裹安瓿折断	● 保护已消毒的安瓿和操作者
(4) 持注射器，将针头斜面向下放入安瓿内的液面下，抽动活塞吸取药液	● 方便抽吸药液。注意手不能触及针头和注射器的活塞体部 ● 针栓不得进入安瓿内
▲自密封瓶内吸药法	
(1) 除去密封瓶铝盖的中心部分	● 便于抽出药液
(2) 用 2% 碘酊棉签螺旋形消毒瓶盖和瓶颈，再用 70% 乙醇棉签消毒并脱碘	● 常规消毒，执行无菌技术操作
(3) 用无菌注射器向溶液瓶内注入与所需溶液等量的空气，倒转溶液瓶，一手拿住溶液瓶和注射器，另一只手抽动活塞柄，将溶液吸入注射器内	● 增加瓶内空气，使瓶内形成正压，便于抽出药液 ● 注意手不能触及针头和活塞体部
3. 药液抽吸好以后用手指固定针栓，取出针头	
4. 将针头垂直向上，轻拉活塞，使针头内的药液流入注射器，轻推活塞，使气泡集中于乳头口，驱出气体	● 如注射器乳头偏向一边，排气时，使注射器乳头向上倾斜，气泡集中于乳头根部，驱出气体，不可推出药液
5. 排气毕，再次核对后备用	● 抽吸药液后，应立即注射，以防药液效价降低或污染

2. 注意事项

（1）严格执行无菌操作原则和查对制度。

（2）抽药时不能握住活塞体部，以免污染药液；排气时不可浪费药液以免影响药量的准确性。

（3）根据药液的性质抽取药液。

（4）药液应临时抽取，及时注射，避免药液污染和效价降低。

【评价】

1. 严格执行查对制度。

2. 严格遵守无菌操作原则，无污染。

3. 操作规范，抽尽药液，排尽空气。

（张凤英）

二十二、注 射 法

注射法（administering injection）是将一定量的无菌药液或生物制剂注入病人体内的方法。

（一）皮内注射法

皮内注射法（intradermic injection）是将少量药液注入表皮和真皮之间的一种方法。

【目的】

1. 药物的皮肤敏感试验。

2. 预防接种。

3. 用于局部麻醉的先驱步骤。

【评估】

1. 病人的病情、用药史及药物过敏史。

2. 注射部位皮肤状况。

3. 病人对皮内注射法的理解合作程度。

【计划】

1. 护士准备　穿戴整齐，修剪指甲，洗手、戴口罩。熟悉皮内注射操作程序。

2. 用物准备　注射盘，三瓶架（2％碘酊、70％乙醇、无菌平镊及罐），无菌棉签，无菌纱布，1ml 注射器，弯盘，注射用药液，医嘱本，手消毒液等。药物过敏试验须另备急救药物和注射器。

3. 病人准备　了解注射的目的、方法及注意事项，主动配合。

4. 环境准备　符合无菌技术操作要求。有足够的照明，室内温度适宜。

【实施】（以药物过敏试验为例）

1. 操作步骤

操作步骤	要点说明
1. 备齐用物，携至病人床旁	● 节省时间和体力
2. 核对医嘱，仔细查对病人的姓名、床号、药名等并再次解释操作的目的。如病人作药物过敏试验，应先询问病人有无药物过敏史	● 避免差错发生，取得病人合作 ● 避免病人发生过敏反应 ● 如病人有该药物过敏史，禁止皮试
3. 选择注射部位，药物过敏试验一般为前臂掌侧下段	● 易于注射，方便观察 ● 如果是预防接种应选择上臂三角肌外侧；局部麻醉先驱步骤，应选择麻醉部位
4. 按无菌操作法取出无菌棉签和无菌纱布	● 减少打开无菌棉签盒的次数，避免污染
5. 无菌棉签分别蘸取 2％碘酊和 70％乙醇，消毒药瓶及稀释液瓶	● 充分消毒，防止医院内感染
6. 抽吸药液并稀释，当稀释药液至规定的皮试液剂量时，排尽注射器内的空气，准备注射	● 保证药物剂量正确
7. 用 70％乙醇常规消毒皮肤	● 药物过敏试验忌用碘酊消毒，以免脱碘不彻底而影响对局部皮肤的观察。且容易与碘过敏反应相混淆

操作步骤	要点说明
8. 二次查对医嘱	● 操作中查对
9. 一手绷紧注射部位皮肤，另一只手持注射器，示指固定针栓，针尖斜面向上与皮肤呈5°刺入皮内	● 避免进针过深、角度过大而进入皮下
10. 待针头斜面完全进入皮内后，放平注射器，一手拇指固定针栓，一手推注药液 0.1ml，使局部隆起形成皮丘随即拔出针头。再次查对医嘱	● 隆起的皮丘变白并显露毛孔 ● 切勿按揉注射部位 ● 操作后查对
11. 帮助病人取舒适体位，清理用物，消毒手	
12. 药物过敏试验，应告知病人相关注意事项，按时观察皮试结果	● 药物过敏试验应在注射后15～20min后观察局部反应并作出判断
13. 整理用物，分类处理	● 用物处理严格按消毒隔离原则进行
14. 洗手，记录	● 正确记录皮试结果，并告知病人

2. 注意事项

(1) 严格执行查对制度和无菌操作原则。

(2) 药物过敏试验前，应询问病人的用药史、过敏史及家族史，如病人对需要注射的药物有过敏史，禁止皮试，应及时与医生联系，更换其他药物。

（3）药物过敏试验消毒皮肤时忌用碘酊，以免影响对局部反应的观察。

（4）皮试液应现用现配，剂量要准确。并备好急救药品，以防发生意外。

（5）进针角度为针尖斜面全部进入皮内为宜，进针角度过大易将药液注入皮下，影响结果的观察和判断。

（6）药物过敏试验结果为阳性，应告之医生、病人和家属，并记录在病历本上。

【评价】

1. 操作方法正确、熟练；严格执行无菌操作和查对制度。

2. 注入剂量为 0.1ml，局部皮丘呈一圆形，皮肤变白，毛孔变大。

3. 按时观察试验结果，作出正确判断并记录。

4. 治疗性沟通有效。

（二）皮下注射法

皮下注射法（hypodermic injection）是将少量药液或生物制剂注入皮下组织的方法。常用的部位有上臂三角肌下缘、前臂外侧、腹部、后背和大腿外侧方。

【目的】

1. 注入小剂量药物；主要用于在一定时间内需达到药效，且不能或不宜经口服给药时。

2. 局部供药，如局部麻醉用药。

3. 预防接种。

【评估】

1. 病人的病情、用药史、治疗情况等。

2. 病人的注射部位皮肤及皮下组织状况。

3. 病人对应用该药的目的和注射方法的了解程度。

【计划】

1. 护士准备　穿戴整齐，修剪指甲，洗手、戴口罩。熟悉皮下注射的方法。

2. 用物准备　注射盘，三瓶架（2％碘酊、70％乙醇、无菌平镊及罐），无菌棉签，无菌纱布，2ml注射器，按医嘱准备药液，医嘱本，弯盘，手消毒液等。

3. 病人准备　了解注射的目的、方法及注意事项，能主动配合。

4. 环境准备　符合无菌技术操作要求。温度适宜、有足够的照明。

【实施】

1. 操作步骤

操作步骤	要点说明
1. 备齐用物，携至病人床旁	● 节省时间和体力
2. 查对医嘱无误后，解释操作的目的和过程，选择注射部位	● 取得病人合作
3. 将安瓿尖端的药液弹至体部	● 保证用药剂量准确
4. 按无菌操作法取出无菌纱布和棉签。将无菌棉签分别蘸取2％碘酊和70％乙醇。用2％碘酊分别消毒安瓿和注射部位皮肤，待干	● 严格执行无菌技术操作 ● 消毒方式均是以进针点为中心螺旋形消毒 ● 一次一根棉签，严格消毒，防止医院内感染的发生
5. 用70％乙醇脱碘消毒安瓿和注射部位皮肤	
6. 用无菌纱布包裹住安瓿瓶颈及以上部分并折断安瓿	● 避免污染安瓿
7. 检查注射器，取出并连接好针头	● 保证注射器包装完好且在有效期以内

操作步骤	要点说明
8. 抽吸药液，排尽空气，二次查对医嘱	● 严格执行"三查"、"七对" ● 操作中查对
9. 一手绷紧注射部位皮肤，另一只手持注射器，示指固定针栓，针尖斜面向上与皮肤呈 30°~40°角，迅速刺入皮下	● 进针角度勿超过 45°，以免进入肌肉层，影响给药的准确性 ● 过于消瘦者，可捏起注射部位的皮肤，穿刺角度可适当减小 ● 针刺入皮下 1/3~2/3，不可全部刺入，避免不慎断针，增加处理难度
10. 抽动活塞，如无回血即可缓慢注入药物	● 若有回血，不可注入，须更换部位重新注射
11. 注射完毕，用无菌棉签轻压在针刺处，迅速拔针，按压至无出血，再次查对医嘱	● 减轻疼痛 ● 操作后查对
12. 询问病人无需要后，消毒手，记录，携用物离开病室	● 关心病人
13. 分类处理用物，洗手、记录	● 用物处理严格执行消毒隔离原则

2. 注意事项

（1）严格执行查对制度和无菌操作原则。

（2）对刺激性较强的药物一般不作皮下注射。

（3）对过度消瘦者，可捏起局部组织，适当减少穿刺角度。长期注射者应用计划的变更注射部位。选择的注射部位应无炎症、破溃、肿块等。

（4）进针角度不宜超过 45°，以免刺入肌层。

【评价】

1. 病人了解注射目的，有安全感，能够配合。

2. 严格执行无菌操作和查对制度。

3. 操作正确，病人无不良反应。

4. 治疗性沟通有效，达到预期效果。

（三）肌内注射法

肌内注射法（intramuscular injection）是将少量药液注入肌肉组织内的方法。

【目的】

1. 不宜或不能作静脉注射，要求比皮下注射更迅速发生疗效时采用。

2. 用于注射刺激性较强或药量较大的药物。

【评估】

1. 病人病情、治疗目的和用药史。

2. 注射部位皮肤状况。

3. 病人对药物注射的认识及合作程度。

【计划】

1. 护士准备　穿戴整齐，修剪指甲，洗手、戴口罩。熟悉肌内注射的操作方法。

2. 用物准备　注射盘，三瓶架（2％碘酊、70％乙醇、无菌平镊及罐），无菌棉签，无菌纱布，2ml 或 5ml 注射器，按医嘱准备的药物，弯盘，医嘱本，手消毒液。

3. 病人准备　了解注射的目的、方法及注意事项，能主动配合。

4. 环境准备　符合无菌技术操作要求。光线适宜，有足够的照明。

【实施】

1. 操作步骤

操作步骤	要点说明
1. 备齐用物，携至病人床旁	● 节省时间和体力
2. 查对医嘱，向病人再次解释操作的目的和过程	● 避免差错，取得病人的合作
3. 协助病人取合适的体位，确定注射部位。如果选用臀大肌，用"十字法"或"联线法"定位	● 正确的定位可以避免损伤大血管和神经 ● 十字法：从臀裂顶点向左或向右作一水平线，再从髂嵴最高点作一垂直线，将一侧臀部分为四个象限，外上象限避开内角为注射部位 ● 联线法：髂前上棘与尾骨联线的外上 1/3 处为注射部位
4. 消毒手，从无菌棉签盒内取出棉签和纱布，将棉签分别放入 2%碘酊和 70%乙醇瓶内	● 严格执行无菌技术操作
5. 常规以 2%碘酊消毒安瓿和注射部位皮肤，待干。再用 70%乙醇脱碘消毒安瓿和注射部位皮肤，消毒范围直径要大于 5cm	● 严格消毒，防止医院内感染。 ● 消毒应从穿刺点开始由内向外螺旋形进行
6. 用无菌纱布包住安瓿的瓶颈及以上部分，折断安瓿	● 避免污染安瓿
7. 检查注射器并取出，吸取药液，排尽空气，二次查对医嘱	● 严格执行"三查"、"七对" ● 操作中查对
8. 一手拇指和示指绷紧皮肤，另一只手持注射器并固定针栓，针头与皮肤垂直，用手臂带动腕部的力量，快速刺入肌肉	● 减少进针点的受力面积，利于进针；与病人交谈，以转移病人注意力，减轻疼痛 ● 注意进针、拔针快，推药慢，

操作步骤	要点说明
2.5~3cm（针梗的 2/3 左右，消瘦者及病儿酌减），放松绷紧皮肤的手，抽动活塞观察无回血以后，缓慢推注药物	以减轻病人疼痛 ● 过于消瘦者，可捏起注射部位的皮肤肌肉组织，再行穿刺 ● 如有回血，应更换注射部位
9. 注射完毕，用无菌棉签按压进针处，快速拔出针头	● 快速拔针可避免因缓慢牵拉组织造成病人的疼痛
10. 再次核对。观察病人有无不良反应	● 操作后查对 ● 观察用药后反应，保证用药安全
11. 整理床单位，协助病人躺卧舒适	● 保持病室整洁
12. 清理用物并分类处理，消毒手、记录	● 用物处理严格执行消毒隔离原则

2. 注意事项

（1）严格执行查对制度和无菌操作原则。

（2）两种药物同时注射时，应注意配伍禁忌。

（3）对 2 岁以下婴幼儿不宜选用臀大肌注射，因其臀大肌尚未发育好，注射时有损伤坐骨神经的危险，最好选择臀中肌和臀小肌注射。

（4）对需长期注射者，应有计划地选择注射部位，并选用细长针头，以避免或减少硬结的发生。选择的注射部位皮肤应健康。

【评价】

1. 病人了解注射目的，有安全感，能够配合。

2. 严格执行无菌操作和查对制度。

3. 操作方法正确，病人无不良反应。

4. 治疗性沟通有效，达到预期效果。

（四）静脉注射法

静脉注射（intravenous injection）是从静脉注入药液，使药物通过血液循环到达全身，达到治疗的目的。静脉注射是药物显效最快的给药途径。用于静脉注射的部位有肘部、腕部、手背、足背的浅静脉。

【目的】

1. 不宜口服、皮下或肌内注射时，需要迅速发生药效者。

2. 因药物浓度高、刺激性大、量多而不宜采用其他注射方法。

3. 作诊断性检查。

【评估】

1. 病人的病情、给药目的、给药途径和药物性质。

2. 注射部位皮肤和静脉血管状况。

3. 病人对静脉注射的认识态度及合作程度。

【计划】

1. 护士准备　穿戴整齐，修剪指甲，洗手、戴口罩。熟悉静脉注射操作方法。

2. 用物准备　注射盘内备三瓶架（2％碘酊、70％乙醇、无菌平镊及罐），注射器（根据药量、药物性质选用），无菌棉签，无菌纱布，止血带，小垫枕、治疗巾，按医嘱准备药物，医嘱本，弯盘，手消毒液。

3. 病人准备　了解注射的目的、方法及注意事项，能主动配合。

4. 环境准备　符合无菌技术操作要求。光线适宜，有足够的照明。

【实施】

1. 操作步骤

操作步骤	要点说明
1. 备齐用物，携至病人床旁	● 节省时间和体力
2. 认真查对医嘱，解释操作的目的和过程	● 防止发生差错；取得病人的合作
3. 选择合适的静脉，在穿刺部位下放置小垫枕、治疗巾及止血带	● 探明静脉深浅、方向，便于准确地进行静脉穿刺
4. 消毒手用无菌技术的方法取出棉签和纱布，将棉签分别放入2%碘酊和70%乙醇瓶内	● 严格遵守无菌操作原则
5. 用2%碘酊消毒药液瓶及注射部位皮肤。用70%乙醇脱碘消毒安瓿	● 严格执行注射原则
6. 在穿刺部位上方约6cm处扎好止血带，再用70%乙醇脱碘并消毒注射部位皮肤	● 使静脉充盈 ● 止血带末端应向上，避免污染穿刺部位
7. 用无菌纱布包住并折断安瓿。抽尽药液，排出注射器内空气	● 排尽空气，避免发生空气栓塞
8. 二次查对医嘱	● 操作中查对
9. 一手拇指绷紧静脉下方皮肤，另一只手持注射器，示指固定针栓，针尖斜面向上与皮肤呈20°，自静脉上方或侧方平稳刺入皮下，再沿静脉走向潜行刺入。如见回血，表明针头已进入静脉，根据静脉情况可再推进少许。松开止血带，同时嘱病人放松拳头，缓慢推注药液	● 固定静脉，便于穿刺。减轻局部疼痛，易于进针 ● 某些药物如洋地黄类强心药物，注射速度要慢且均匀 ● 边推注药液边观察病人的反应，询问病人有无不适

续表

操作步骤	要点说明
10. 注射过程中，应抽动活塞，检查有无回血，以确定针头仍保持在血管内	● 若局部疼痛、肿胀，试抽无回血，应拔出针头，更换部位，重新注射
11. 注射完毕，用无菌棉签放于穿刺点处并迅速拔针，按压至无出血	● 观察用药后反应，确保病人安全 ● 减少疼痛和出血 ● 拔针时棉签勿用力按压，以免损伤血管内膜
12. 再次查对医嘱，观察，消毒手，记录，视病人无需要后离开	● 操作后查对
13. 清理用物，分类处理，消毒	● 用物处理严格执行消毒隔离原则

2. **注意事项**

(1) 严格执行查对制度和无菌操作制度。

(2) 对组织有强烈刺激性的药物，一定要在确认针头在静脉内后方可推注药液，避免药液外溢导致组织坏死。

(3) 注射药物过程中应随时观察病人的反应。

(4) 需长期静脉给药的病人，应注意保护血管，由远心端至近心端选择血管穿刺。

【评价】

1. 严格查对并执行无菌技术操作。

2. 注意保护和合理使用静脉。

3. 治疗性沟通有效，达到预期治疗效果。

4. 局部无疼痛或隆起，无不良反应。

5. 静脉穿刺一次成功。

(张凤英)

二十三、雾化吸入法

雾化吸入疗法（administering inhalation）是用雾化装置将药液分散成较小的雾滴，使其悬浮于气体中，自鼻或口吸入达到治疗的目的。

（一）超声波雾化吸入疗法

超声波雾化吸入疗法是应用超声波声能，使药液分散成细微的气雾，由呼吸道吸入，可达到终末支气管及肺泡，起到预防、治疗呼吸道疾病的作用。

【目的】

1. 预防、治疗呼吸道感染。

2. 湿化呼吸道。

3. 改善通气功能。

【评估】

1. 病人的病情及治疗目的。

2. 病人呼吸状况。

3. 病人的意识状态、心理反应及合作程度。

4. 超声波雾化器的工作性能良好。

【计划】

1. 护士准备　穿戴整齐、洗手、戴口罩。熟悉超声波雾化吸入的操作方法。

2. 用物准备　超声波雾化器，无菌治疗巾内备螺纹管，口含嘴（或面罩），吸水管，盛少量冷开水的治疗碗；治疗巾外备治疗巾，弯盘，注射器，量杯，按医嘱准备的药液。

　　3. 病人准备　　了解操作的目的、方法及注意事项，能主动配合。

　　4. 环境准备　　清洁、安静、光线适宜。

【实施】

　　1. 操作步骤

操作步骤	要点说明
1. 使用前检查并连接超声波雾化器各部件，关上所有开关	● 保证操作顺利进行
2. 水槽内加冷蒸馏水 250ml，或至浮标浮到达所需位置，水深应浸没雾化罐底部的透声膜	● 水槽内切忌加温水或热水，水槽无水时，不可开机，以免损坏机器 ● 保证声能透过透声膜与药液作用
3. 按医嘱将药液注入雾化罐内	● 达到治疗的目的
4. 备齐用物，携至病人床旁，查对医嘱、解释治疗意义及配合要求，帮助病人取舒适体位	● 节约时间和体力；取得病人的合作
5. 接通电源，先开电源和雾量开关，再开定时开关，调节雾量，药液呈雾状喷出	● 避免损坏机器 ● 雾量大小以病人能接受为主
6. 将口含嘴放入病人口中（或将面罩置于病人面部），请病人紧闭口唇，作深呼吸。治疗时间每次 20～30min	● 保证达到治疗目的 ● 治疗期间注意观察病人的情况
7. 治疗完毕，取下口含嘴（或面罩），先关雾化开关，再关电源开关	● 避免损坏机器部件

操作步骤	要点说明
8. 擦净病人面部，帮助病人卧于舒适体位，视病人无需要后离开病室	
9. 整理用物，消毒处理后待用	● 用物处理严格执行消毒隔离原则

2. 注意事项

（1）使用前，检查雾化器各部件运行正常，水槽内保持足够水量，水槽和雾化罐内切忌加温水或热水。水槽内无足够的冷蒸馏水或雾化罐内无液体，不能开机。

（2）使用过程中，注意保护雾化罐底部的透声膜及水槽底部的晶体换能器。

（3）观察病人痰液排出是否困难，若不易咳出时，应予以拍背以协助痰排出，必要时吸痰。

【评价】

1. 病人感觉舒适，症状减轻。

2. 机器性能良好，护士操作正确。

3. 护患沟通有效，病人乐意接受。

（二）压缩雾化吸入法

压缩雾化吸入疗法是利用压缩空气将药液分散成细微的气雾（直径 $3\mu m$ 以下），使药物直接被吸入呼吸道的方法。

【目的】

同超声波雾化吸入法中目的内容。

【评估】

同超声波雾化吸入法中评估内容。

【计划】

1. 护士准备　洗手、戴口罩，熟悉药物的用法及药理作用，熟悉压缩雾化吸入器的操作方法。

2. 用物准备　压缩雾化吸入器，药物同超声雾化吸入法；另备纱布，治疗巾，弯盘，电源插座。

3. 病人准备　病人理解压缩雾化吸入的目的，能积极配合，取舒适体位。

4. 环境准备　环境安静，整洁，光线、温度、湿度适宜。

【实施】

1. 操作步骤

操作步骤	要点说明
1. 洗手、戴口罩，检查并连接压缩雾化吸入器的电源，关上开关	● 使用前检查雾化吸入器性能及连接是否完好，保证治疗顺利进行
2. 遵医嘱抽吸药液注入喷雾器的药杯内，药液不超过规定刻度，将喷雾器与压缩机相连	
3. 携用物至病人处，再次查对医嘱并解释	● 严格执行查对制度
4. 协助病人取舒适卧位，铺治疗巾于病人的颌下，教会病人缓慢地深吸气，屏息片刻，再慢慢地轻呼气	● 帮助药液充分到达支气管、肺部，更好地发挥疗效
5. 接通电源，打开压缩机，调节雾量大小，嘱病人包紧口含器，指导其进行雾化吸入	● 压缩机放置在平整稳定的物体上 ● 通常雾化时间 10～15 分钟 ● 喷雾器冒出的雾气变得不规则时，即停止治疗
6. 雾化完毕，取下口含器，关闭电源开关	

操作步骤	要点说明
7. 协助清洁口腔，整理床单位，清理用物	● 用物处理按消毒隔离原则进行，定期检查压缩机的空气过滤器内芯
8. 观察压缩雾化吸入的效果	
9. 消毒手并记录	

2. 注意事项

（1）使用前检查电源电压是否与压缩机吻合。

（2）压缩机放置在平整稳定的物体上，勿放于地毯或毛织物等软物上。

（3）治疗中密切观察病人的病情变化，出现不适可做适当休息或平静呼吸；如有痰液嘱病人咳出，不可咽下。

（4）定期检查压缩机的空气过滤器内芯；喷雾器要定期清洗，如发现喷嘴堵塞，应反复清洗或更换。

【评价】

1. 病人理解压缩雾化吸入目的，愿意接受并正确配合治疗。

2. 病人感觉轻松、舒适，症状减轻。

3. 护患沟通有效。

（张凤英）

二十四、头皮针静脉输液法

静脉输液（intravenous infusion）是利用大气压和液体静压原理将大量无菌液体、电解质、药物由静脉输入体内的方法。

【目的】

1. 维持水和电解质、酸碱平衡，预防和纠正水、电解质及酸碱平衡紊乱。

2. 增加血容量，改善微循环，维持血压及微循环灌注量。

3. 输入药物，治疗疾病。

4. 补充营养，供给热能，促进组织修复，维持正氮平衡。

【评估】

1. 病人的病情，出入液量，年龄，心肺功能。

2. 病人的用药史和治疗情况。

3. 病人的心理社会因素及合作程度。

4. 穿刺部位皮肤、血管状况、肢体活动度。

【计划】

1. 护士准备　穿戴整齐，修剪指甲，洗手、戴口罩。熟悉药物的作用及静脉输液的操作方法。

2. 用物准备　治疗车上层备无菌输液器1套，无菌敷贴或胶布，治疗巾，止血带，瓶套，开瓶器，三瓶架（2％碘酊、70％乙醇、无菌平镊及罐），无菌棉签，弯盘，按医嘱准备的液体及药物，输液卡，医嘱本，手消毒液，必要时备小夹板及绷带。治疗车下层备锐器盒，污物桶。根据情况备输液架。

3. 病人准备　病人了解输液目的，能积极配合输液；排空大、小便，取舒适卧位。

4. 环境准备　符合无菌技术操作要求，温度适宜，光线充足。

【实施】

1. 操作步骤

操作步骤	要点说明
1. 洗手，核对病人和药液，并检查药液质量。根据医嘱填写输液卡，将输液卡倒贴于输液瓶上，套上瓶套。去除液体瓶盖中心部分，常规消毒瓶塞，根据医嘱加入药物	● 检查药液是否过期，瓶盖有无松动，瓶身有无裂痕。对光检查药液有无浑浊、沉淀和絮状物等。输液卡写明床号、姓名、加入药物名称、剂量 ● 铝制瓶盖应用碘伏消毒 2 次，或用 2％碘酊和 70％的乙醇消毒 ● 加药后检查有无沉淀、混浊
2. 备齐用物携至病人床旁。核对医嘱，再次解释静脉输液的目的及注意事项。准备胶布，确定穿刺血管	● 省时、省力 ● 取得病人的配合 ● 操作前查对。严格执行无菌操作和查对制度，杜绝差错事故发生
3. 消毒手，再次核对并检查药液，常规消毒药液瓶，检查并打开输液器，将输液管针头插入瓶塞直至针头根部，关闭调节器	● 检查输液器型号、包装是否完好、是否在有效期内
4. 将药液瓶挂于输液架上	

续表

操作步骤	要点说明
5. 排气 反折并提高滴管下端输液管，使溶液流至滴管的 1/3～1/2满，同时缓慢放低滴管下端输液管，稍松调节器，使液体顺输液管缓慢下降直至排尽导管和穿刺针头内的空气，关闭调节器备用	● 输液前排除输液管及针头内的空气，防止发生空气栓塞 ● 折叠滴管下端，可防止气泡进入滴管下端输液管内造成排气困难。如下端输液管内有小气泡不易排出时，可轻弹气泡下端输液管，将气泡弹至滴管内
6. 消毒皮肤 垫上治疗巾，常规 2%碘酊消毒皮肤 6cm 以上，待干，在选定静脉穿刺点上方约 10～15cm 处扎止血带，70%乙醇脱碘消毒皮肤	● 选择静脉时应避开关节和静脉瓣 ● 亦可用碘伏消毒 2 次 ● 对需长期输液者，应有计划地合理选择静脉
7. 再次排气及查对医嘱	● 操作中查对 ● 穿刺前确保滴管下端输液管内无气泡
8. 取下护针帽，行静脉穿刺，见回血后将针头再平行送入少许。固定针柄，松止血带，松调节器，待液体滴入通畅，病人无不适后，用胶布或敷贴固定	● 使针头斜面全部进入血管内 ● 必要时用夹板绷带固定肢体
9. 调节输液速度。协助病人取舒适卧位。将呼叫器置于易取处并交待输液中的注意事项	● 根据病情、年龄、药物性质调节输液速度，保证药物疗效，减少或避免发生输液反应 ● 向病人交待输液中注意事项，不可随意调节滴速，注意保护输液部位，如有异常及时呼叫

操作步骤	要点说明
10. 消毒手，再次查对病人和药液	● 操作后查对
11. 记录输液时间、滴速、病人全身及局部情况并签名	
12. 如需更换液体瓶时，常规消毒瓶塞，从上瓶中拔出输液管插入下一输液瓶中，观察输液通畅后方可离去。每次换瓶后及时记录	● 持续输液应及时更换输液瓶，以防空气进入。更换时应注意无菌操作，防污染
13. 输液完毕，关闭调节器，用无菌棉签或无菌小纱布轻放在穿刺点上方，快速拔针后按压至无出血	● 加压输液应及时拔针，防止空气进入血循环形成栓塞 ● 拔针时不可按压，以免损伤血管内膜，引起疼痛；拔针后按压部位稍靠近皮肤穿刺点以压迫静脉进针处，防止皮下出血
14. 整理床单位，清理用物，视病人无需要后离开病室，洗手，记录	

2. 注意事项

（1）严格执行查对制度和无菌操作原则。

（2）合理选择静脉：选择能够满足治疗输液量及能够提供必要的血液稀释的静脉进行穿刺，所选择的静脉通常应粗直、弹性好，易于触及，充盈良好，相对固定，同时要避开关节和静脉瓣。如需长期输液者，注意保护和合理、有计划地使用静脉，一般从远端小静脉开始。

（3）注意药物配伍禁忌：根据用药原则、病人的病情以及药物性质，遵医嘱，有计划地、合理安排药物输入顺序，尽快达到治疗效果。

（4）确保针头在血管内方可输入药液，以免造成组织损伤，增加病人痛苦。

（5）根据病情、年龄、药物性质调节输液速度。一般成人40～60 滴/min，儿童 20～40 滴/min，对年老体弱、婴幼儿、心、肺、肾功能不良者及输注刺激性较强的药物时速度宜慢；对严重脱水、血容量不足、心肺功能良好者输液速度适当加快。

（6）输液过程中加强巡视，耐心倾听病人主诉，严密观察病人全身及局部反应，及时处理输液故障或输液反应。

（7）连续输液 24 小时以上者，须每日更换输液器。

（8）防止空气栓塞：输液前要注意排尽输液管及针头内的空气，输液过程中要及时更换输液瓶，输液毕要及时拔针，严防造成空气栓塞。

（9）保证安全输液：严格检查药液，使用一次性输液用具，采用密闭式输液，并在输液过程中加强监护。

【评价】

1. 正确执行无菌操作和查对制度。

2. 操作规范，静脉穿刺一次成功，达到治疗目的。

3. 局部无肿胀、疼痛，治疗准确及时，未出现输液反应。

4. 治疗性沟通有效，病人感到安全，能够配合。

（罗珊霞）

二十五、静脉留置针输液法

静脉留置针输液法适用于需长期输液，静脉穿刺困难者。此法可减轻病人痛苦，并可减少因反复穿刺而造成的血管损伤，从而保护静脉。保持畅通的静脉通道，便于抢救和治疗。

【目的】

同密闭式静脉输液法。

【评估】

1. 病人的病情、年龄、出入液量、心肺功能。

2. 病人的用药史和目前用药情况。

3. 病人的心理社会因素及合作程度。

4. 穿刺部位皮肤、血管状况、肢体活动度。

5. 病人对留置针的理解和接受程度。

【计划】

1. 护士准备　穿戴整齐，修剪指甲，洗手、戴口罩。熟悉静脉留置针穿刺方法。

2. 用物准备　治疗车上层备输液器1套，留置针1支，透明无菌敷贴，无菌纱布，止血带，治疗巾，胶布，瓶套，开瓶器，三瓶架（2％碘酊、70％乙醇、无菌平镊及罐），无菌棉签，无菌手套，必要时备小夹板及绷带，按医嘱准备液体及药物，输液卡，医嘱本，手消毒液。治疗车下层备锐器盒，污物桶。根据情况备输液架。

3. 病人准备　病人理解输液目的，能积极配合输液，排空大、小便，取舒适卧位。

4.环境准备　符合无菌操作要求，温度适宜，光线充足。

【实施】

1.操作步骤

操作步骤	要点说明
1.同密闭式输液法 1~5	● 严格执行查对制度和无菌操作
2.检查并打开留置针、敷贴	● 检查留置针和敷贴的型号、有效期及包装是否完好
	● 在不影响输液速度的前提下，应选用细、短留置针
3.选择穿刺部位，垫上治疗巾，在穿刺点上方约 10cm 处扎止血带，常规消毒皮肤，直径为 6~8cm	● 穿刺前，如穿刺部位毛发较多，可剪去但禁止剃毛
	● 选择弹性好、走向直、直径相对粗，血流量相对大的清晰的血管，避免在关节部位，一般首选前臂头静脉
	● 能下床活动者应避免在下肢穿刺，以免因重力作用造成回血堵塞留置针
4.戴好手套，取出静脉留置针，将输液器上的头皮针插入留置针的肝素帽内至针头根部，取下留置针针套，旋转针芯、松动外套管，调整针头斜面，排尽套管针内的空气	● 减少医院内交叉感染的发生率，保护护士自身的安全
	● 检查针尖斜面及套管边缘，斜面无倒勾、边缘无毛刺方可使用
	● 避免空气进入血管内
5.嘱病人握拳，绷紧皮肤，持留置针针尖斜面向上，与皮肤呈 15°~30°进针，见回血后，降低穿刺角度，顺静脉走向将穿刺	● 确保针尖斜面完全进入血管内
	● 确保外套管在静脉内
	● 避免针芯刺破血管
	● 嘱病人尽量避免置管肢体下

操作步骤	要点说明
针推进 0.2cm，固定留置针后撤针芯 0.5cm 后，将外套管送入静脉，再全部撤出针芯，松止血带，嘱病人松拳，打开调节器	垂，防止回血堵塞针头
6. 用无菌透明敷贴固定留置针，并在透明膜上记录留置针类别、针号、留置时间与责任护士姓名。胶布将留置针延长管固定，再次查对	● 须等消毒液自然干燥，再粘贴敷料，禁止拍干或擦干 ● 避免穿刺点及周围被污染，便于观察穿刺点的情况 ● 将留置针延长管末端的肝素帽部分固定在穿刺点的上方
7. 穿刺毕，脱手套，调节液体滴速。协助病人取舒适卧位，清理用物，消毒手，记录，用物按消毒隔离原则分类处理	● 根据病人年龄、病情、药物性质调节滴速，避免不良反应发生 ● 输注两种不同的药液之间应当用生理盐水冲管
8. 液体输入将要完毕时，抽取封管液备用。输液毕关闭调节器，拔出部分输液针头，仅留下针尖斜面在肝素帽内，将准备的封管液的注射器与输液头皮针头相连，向静脉内推注封管液，边推注边退头皮针头确保正压封管，直至针头完全退出，夹闭延长管	● 常用封管液有两种，0.9% 氯化钠溶液和肝素稀释液。正压封管可以保持静脉输液通道的通畅，还可以将残留的药液冲入到血液中，减少对局部静脉的刺激

操作步骤	要点说明
9. 再次输液时常规消毒肝素帽胶塞，将静脉输液头皮针头插入肝素帽内，打开延长管上的开关及输液器开关进行输液	● 每次输液前后检查置管局部静脉有无红、肿、热、痛、硬化，倾听病人主诉，有无不适。如有异常应及时拔管，遵医嘱处理局部
10. 停止输液时，取下胶布和敷贴，关闭调节器，将无菌棉签放于穿刺点上方，迅速拔出留置针，按压穿刺点至无出血为止	● 避免穿刺点出血 ● 拔针前勿用力，避免血管内膜损伤
11. 协助病人取舒适体位，整理用物与床单位，一次性用物按消毒隔离原则处理，消毒手、记录	● 避免院内感染

2. 注意事项

(1) 同头皮针静脉输液法 (1) ～ (9)。

(2) 留置针一般可保留 72h，透明敷贴应当 24h 更换一次。注意保护有留置针的肢体，在不进行输液时，也应避免肢体呈下垂姿势。

附：静脉炎的分级（美国 INS 标准）

0 级，没有症状。

1 级，穿刺点发红伴有或不伴有疼痛。

2 级，穿刺部位疼痛伴有发红和（或）水肿。

3 级，穿刺部位疼痛伴有发红和（或）水肿，条索样物形成，可触及到条索状的静脉。

4 级，穿刺部位疼痛伴有发红和（或）水肿，条索样物形成，可触及的静脉条索物＞1英寸，有脓液流出。

【评价】

1. 正确执行无菌操作和查对制度。

2. 操作规范，静脉穿刺一次成功，达到治疗目的。

3. 减少了血管损伤，减轻了病人痛苦。

4. 局部无肿胀、疼痛，未出现输液反应。

5. 治疗性沟通有效，病人感到安全，能够配合。

（罗珊霞）

二十六、静脉输血法

静脉输血（blood transfusion）是将血液通过静脉输入体内的方法。输血是临床上常用的急救和治疗的重要措施之一。

【目的】

1. 补充血容量，提高血压，促进血液循环。

2. 增加血红蛋白，促进血液的携氧功能。

3. 供给各种凝血因子，有助于止血。

4. 增加白蛋白，纠正低蛋白血症。

5. 补充抗体、补体，增强机体免疫力。

6. 促进骨髓系统和网状内皮系统功能。

【评估】

1. 病人的病情、输血目的、血型及过敏史等。

2. 穿刺部位皮肤及静脉血管情况。

3. 病人的心理状态及对输血的认识和合作程度。

【计划】

1. 护士准备　洗手、戴口罩，熟悉备血、取血和输血的操作程序和方法，向病人解释输血的目的及注意事项。

2. 用物准备

（1）间接静脉输血法：同密闭式输液法，另备一次性输血器（滴管内有滤网，9号静脉穿刺针），血液制品（根据医嘱准备），0.9%氯化钠溶液。

（2）直接静脉输血法：同静脉注射，另备50ml注射器数具（根据输血量而定），3.8%枸橼酸钠溶液。

3. 病人准备 病人了解输血目的及相关知识，能积极配合，取舒适体位并暴露注射部位。

4. 环境准备 符合无菌技术操作要求，光线充足，温度适宜。

【实施】

1. 操作步骤

操作步骤	要点说明
▲间接输血法：	● 将抽出的血液按静脉输液的方法输给病人
1. 备血 　　根据医嘱抽取病人血标本2ml，与填写完整的输血申请单和配血单一并送往血库，做血型鉴定和交叉配血相容试验	● 采血时禁忌同时采集两个病人的血标本，以免发生混淆
2. 取血 　　根据输血医嘱，凭取血单到血库取血，并与血库工作人员共同作好核对工作。查血液的有效期（采血日期）、血液质量和输血装置是否完好；核对姓名、床号、住院号、血袋（瓶）号、血型、交叉配血相容试验结果、血液种类和剂量。确认无误后在交叉配血单上签全名，取回血液	● 血液从血库取出后勿剧烈振荡，以免红细胞大量破坏而引起溶血。切勿将血液加温，防止血浆蛋白凝固变性而引起输血反应，可在室温下放置15～20min后再输入。取出后的血液应在4h内输完
3. 输血 　　(1) 洗手、戴口罩，备齐用物及血液携至病人床旁，与另一名执业护士再次进行核对，确定无误后，戴手套，按密闭式输液法穿刺，先输入少量0.9%氯化钠溶液	● 严格无菌操作和查对制度，确保病人安全 ● 再次核对姓名、床号、住院号、血袋（瓶）号、血型、交叉配血相容试验结果、血液种类、剂量和血液质量

续表

操作步骤	要点说明
(2) 打开贮血袋封口，常规消毒开口处塑料管，将输血器针头插入塑料管内，缓慢将血袋倒挂到输液架上，再次查对	● 检查输血器包装有无破损，是否过期 ● 轻轻旋转血袋，将血液摇匀 ● 严格执行查对制度，避免事故的发生
(3) 关闭输注 0.9%氯化钠溶液的调节器，打开输血管调节器，开始输血，记录开始时间并将血袋上的血液条码标签贴于病历记录中，在记录单上签全名	● 血液内不得加入其他药品，避免血液变质 ● 以备核查
(4) 调节输血速度，输血开始时速度宜慢，少于 20 滴/分钟，观察 15min 无不良反应，再按病情需要调节滴速	● 根据病情和年龄来决定输血速度。一般成人 40～60 滴/分钟，儿童酌减。如急性失血性休克病人速度应较快，老人和儿童病人、心脏功能差者速度宜慢
(5) 脱手套，洗手。向病人或家属交待输血过程中的有关注意事项，并将呼叫器置于易取处	● 嘱病人勿随便调节滴速，如有不适及时呼叫 ● 输血过程中加强巡视，严密观察
(6) 待血液输完，再输入少量 0.9%氯化钠溶液，拔针，无菌棉签按压穿刺点直至无出血	● 使输血器内的血液全部输入体内后再拔针 ● 输血穿刺针较粗，拔针后按压时间稍延长
(7) 协助病人取舒适体位，整理用物与床单位，医疗垃圾分类处理	● 空血袋装入原塑料袋中，置于纸盒内，在 4℃冰箱内保存 24h，病人无输血反应再放入有黄色标记的污物袋中按有关规定集中处理

操作步骤	要点说明
（8）洗手，作好输血记录	● 记录输血时间、种类、量、血型、血袋号及有无输血反应等
▲直接静脉输血法	● 将供血者的血液抽出后立即输给病人的方法 ● 适用于婴幼儿的少量输血以及无库血而病人又急需输血时
1. 洗手、戴口罩，备齐用物。在备好的注射器内加入抗凝剂，放入无菌盘内备用	● 50ml 中加入 3.8％枸橼酸钠溶液 5ml
2. 认真核对供血者和病人的姓名、血型、交叉配血相容试验结果，确认无误后携用物至病人旁并向病人和供血者作好解释	● 严格查对制度，防止发生差错 ● 以取得合作
3. 嘱供血者和病人分别卧于床上，露出一侧手臂。选择粗大静脉（一般选择肘正中静脉），将血压计袖带缠于供血者上臂并充气，压力维持在 100mmHg 左右	● 使动脉血能通过，但阻断静脉血通过
4. 戴手套，常规消毒穿刺部位皮肤，从供血者静脉内抽取血液并直接通过静脉注射输给受血者。操作时需三人协作，一人采血，一人传递，另一人输血，连续进行	● 从供血者血管内抽血不可过急过快，并注意观察其面色、血压等变化，询问有无不适 ● 推注速度不可过快，随时观察病人病情变化
5. 输血毕，拔出针头，用无菌小纱布或无菌棉签按压穿刺点至无出血	● 连续抽血时，只需更换注射器，不必拔出针头，但要放松袖带，并用手指压迫穿刺部位前端静脉，以减少出血

操作步骤	要点说明
6. 协助病人取舒适卧位，整理用物与床单位。消毒手，记录。视病人无需要后离开病室，医疗垃圾分类处理，洗手，记录	● 避免污染环境 ● 预防医院内感染

2. 注意事项

（1）根据输血申请单正确采集血标本，禁止同时采集两个病人的血标本。

（2）严格执行查对制度和无菌操作原则，输血前两名护士认真核对交叉配血报告单及血袋标签各项内容，检查血袋有无破损渗漏，血液颜色是否正常。准确无误方可输血。

（3）输入库存血之前必须认真检查血液保存时间和血液质量。正常库存血分为上下二层，上层血浆呈淡黄色，半透明；下层血细胞呈均匀暗红色，且无凝块。如血袋标签模糊不清；血袋破损漏血；血浆中有明显气泡、絮状物或粗大颗粒、而颜色呈暗灰色或乳糜状；血细胞呈暗紫色，血液中有明显凝块；血液保存时间过长，有效期已过等都不可再使用。

（4）血液制品及输血器内不可随意加入其他药物，避免血液细胞破坏发生凝集或溶解。输入两袋以上血液时，两袋血之间必须输入少量的 0.9％氯化钠溶液。

（5）输血过程中，应加强巡视，认真听取病人主诉，严密观察有无输血不良反应，如出现异常情况应立即停止输血并及时处理。

（6）输入成分血时须注意：全血与成分血同时输注，应首先输入成分血（尤其是浓缩血小板），其次为新鲜血，最后为库血，保证成分血新鲜输入。成分血除红细胞外须在 24 小时内输完（从采血开始计时）；除血浆、白蛋白制剂外均需做交叉配血相容试验。一次输入多个献血者的成分血时，按医嘱给予抗过敏药物，避免过敏反应的发生。

（7）病房不具备贮存血液的条件，严禁私自贮存血液并输注。

（8）开始输血时速度宜慢，观察 15min，无不良反应后，将流速调节至要求速度。

（9）输血完毕输血袋应低温保存 24 小时。

【评价】

1. 正确执行无菌操作和查对制度。

2. 操作规范，静脉穿刺一次成功，达到治疗目的。

3. 局部无肿胀、疼痛、无输血反应。

4. 治疗性沟通有效，病人能够配合输血。

（罗珊霞）

二十七、标 本 采 集

（一）静脉血液标本采集

【目的】

协助临床诊断疾病，为临床治疗提供依据。

【评估】

1. 病人的一般情况、诊断和目前治疗情况、理解和接受能力，合作程度。

2. 病人需作的检查项目，决定采血量及是否需要特殊准备，如使用抗凝剂等。

3. 病人是否了解检查项目及其注意事项。

4. 病人的穿刺部位皮肤、静脉状况。

【计划】

1. 护士准备　穿着整齐，洗手、戴口罩，熟悉血液标本采集的方法和原则，向病人解释标本采集的目的及注意事项。

2. 用物准备　三瓶架（2％碘酊、70％乙醇、无菌平镊及罐），无菌棉签，治疗巾，止血带，5～10ml 注射器（注射器采血法）或采血针及持针器（真空采血法），标本容器（抗凝管、干燥试管或血培养瓶），检验单（标明病室、床号、姓名和检查内容），锐器盒，无菌手套，酒精灯和火柴（采集血培养标本时使用）。

3. 病人准备　采血局部皮肤清洁，病人明确采血的目的及相关的注意事项，并做好了相应的准备。如采集生化检验的血标本，须在早晨空腹时采集。

4. 环境准备　整洁、宽敞、明亮，符合无菌操作的环境要求。

【实施】

1. 操作步骤

操作步骤	要点说明
▲注射器采血法	
1. 查对医嘱，将检验单附联贴于标本容器上	● 防止发生错误
2. 携用物至床旁，核对病人并向其再次解释血液检验的目的和配合采血的方法	● 取得病人的合作
3. 协助病人取合适的卧位，暴露采集血液的部位	● 静脉采血常用的部位是：正中静脉、头静脉和贵要静脉 ● 严禁在输液、输血侧采集血标本
4. 选择静脉穿刺点，垫上治疗巾在穿刺点上方约 6cm 处系止血带，并嘱病人握拳	● 扎好的止血带尾端应远离穿刺点，避免穿刺点被污染 ● 使静脉充盈，便于穿刺、抽血
5. 以穿刺点为中心，螺旋形消毒皮肤约 6cm	● 不可由外向穿刺点消毒，也不可来回擦拭
6. 戴手套，检查并打开注射器，按静脉穿刺法穿刺血管，见回血后固定注射器，抽取需要的血量	● 根据检查目的，准确地抽取血液量
7. 嘱病人松拳，松止血带，迅速拔出针头，用无菌棉签按压穿刺点 1～2min，无出血	● 避免出现皮下血肿

操作步骤	要点说明
8. 取下针头，将血标本沿标本容器管壁缓慢注入	● 若同时采集不同种类的血标本，应先注入血培养瓶，再注入抗凝管，最后注入干燥试管 ● 若容器内有抗凝剂，则需轻轻摇晃，使抗凝剂与血液充分混合，防止血液凝固
9. 检视病人的穿刺部位，收拾用物，整理病人床单位，消毒手，询问病人无需要后离开病室	
10. 标本及时送检	● 以免影响检验结果。特殊标本须注明采集时间
11. 用物按消毒、隔离原则处理，洗手	● 预防医院内交叉感染
▲真空采血	
1. 查对医嘱，贴检验单附联或条形码于标本容器上，注明科别、病床号、姓名、检验目的	● 防止发生错误
2. 同注射器采血法 2～5	
3. 戴手套，连接采血针及持针器，按静脉穿刺法穿刺血管，见回血后将真空采血管接于采血针尾部	
4. 嘱病人松拳，松止血带，血液被吸入真空管中，待真空采血管中压力与静脉压一致时取下真空采血管，再迅速拔出针头，用无菌棉签按压穿刺点 1～2min，无出血	● 避免出现皮下血肿 ● 血培养标本瓶中心需常规消毒瓶盖两次 ● 全血标本：轻轻摇动，使血液与抗凝剂充分混匀，防止血液凝固 ● 生化标本：避免震荡，以防红细胞破裂溶解
5. 同注射器采血法 6～11	

2. 注意事项

(1) 若需要抽取空腹血，应该提前告知病人禁食。

(2) 若同时需抽取不同种类的血标本，应按血培养瓶→抗凝试管→干燥试管的顺序进行。需抗凝的血标本，应将血液与抗凝剂混匀。

(3) 将血液注入血培养试管之前，先在酒精灯火焰上消毒试管口。

(4) 严禁在输液、输血肢体上抽取血标本，必须另换肢体采集。

(5) 在采血过程中，应避免导致溶血的因素。

【评价】

1. 严格执行查对制度及无菌操作原则。

2. 根据检查项目正确留取血标本。

3. 无针刺伤发生，病人、工作人员及环境均安全。

4. 病人正确配合，无并发症发生。

(二) 痰标本采集

【目的】

1. 常规痰标本　检查痰的一般性状，涂片查细胞、细菌、虫卵等，协助诊断某些呼吸系统疾病。

2. 痰培养标本　检查痰液中的致病菌，以确定病菌类型或做药物敏感试验。

3. 24h 痰标本　检查 24h 痰液的量及性状，协助诊断疾病。

【评估】

1. 病人的一般情况，临床诊断、病情和治疗情况。

2. 检查目的，采集标本的种类。

3. 病人的神志状况，理解能力以及合作程度。

【计划】

1. 护士准备　穿着整齐，洗手、戴口罩，熟悉痰标本采集的方法和原则，向病人解释标本采集的目的及注意事项。

2. 用物准备

（1）病人能自行留痰者：①常规痰标本：痰标本杯；②痰培养标本：无菌容器、漱口溶液；③24h 痰标本：容积约500ml 的清洁广口集痰容器。

（2）病人无法咳痰或不合作者：集痰器，吸痰用物（吸引器、吸痰管），0.9％氯化钠溶液，手套。痰培养标本需备无菌用物。

（3）检验单　按常规填写、准备。

3. 病人准备　病人明确收集痰液的目的、方法和注意事项，主动配合。

4. 环境准备　环境清洁，人员流动少，室温、光线合适。

【实施】

1. 操作步骤

操作步骤	要点说明
1. 根据检验目的，选择合适的标本容器，将检验单附联注明科别、病室、床号、姓名贴于标本容器上	
2. 携带用物至床旁，核对病人并再次向其解释留取痰液的目的和方法	● 防止差错的发生 ● 取得病人的合作，消除病人的紧张情绪，保证正确收集痰液
3. 收集痰标本 ▲常规痰标本 （1）病人能自行留取痰液 　　嘱病人清晨醒来未进食前先漱口，去除口腔中的杂质，深呼吸后用力咳出气管深处的痰液，将痰液收集于痰标本杯内，盖好杯盖	● 有效的深呼吸可帮助病人咳出痰液，必要时教会病人有效咳痰方法或协助病人咳痰

续表

操作步骤	要点说明
（2）无法咳痰或不合作病人 　　协助病人取适当卧位，由下至上叩击病人的背部，戴好手套，将集痰器分别连接吸引器和吸痰管。按吸痰法吸入2～5ml痰液于集痰器内	● 松动痰液，利于痰液的排出 ● 注意自我防护 ● 集痰器开口高的一端接吸引器，低的一端接吸痰管
▲24h痰标本 　在广口集痰瓶内加少量清水，请病人留取痰液，从清晨醒来（7am）未进食前漱口后第一口痰开始留取，至次日晨（7am）未进食前漱口后第一口痰结束，将24h的全部痰液收集在集痰瓶内，根据病人需要给予漱口或口腔护理，洗手，记录痰的外观、性状、留取标本的起止时间。24h痰标本应记总量，及时送检，用物按消毒、隔离要求处理	● 避免痰液粘附在容器壁上 ● 正常人痰液量很少，每日约25ml或无痰液 ● 使病人感觉舒适 ● 计算24h痰液量时，应扣除加入水的量
▲痰培养标本 （1）能自行留取痰液的病人 　　嘱病人清晨醒来未进食前先用漱口溶液漱口，再用清水漱口，去除口腔中的杂质，数次深呼吸后用力咳出气管深处的痰液，将痰液收集于无菌集痰瓶内，盖好瓶盖	 ● 严格无菌操作，避免因操作不当造成的标本污染，影响检验结果
（2）无法咳痰或不合作的病人 　　协助病人取适当卧位，由下至上叩击病人的背部，戴好无菌手套，无菌集痰器分别连接吸引器和吸痰管。按吸痰法吸入2～5ml痰液于无菌集痰器内	 ● 严格无菌操作

2. 注意事项

（1）采集标本前要了解检验的目的、病人的病情及合作程度。正确选择标本容器。

（2）检查标本容器有无破损，是否符合检验的目的和要求。

（3）采集标本操作规范，采集方法、采集量和采集时间要准确。如为痰培养标本，应严格无菌操作，避免因操作不当污染标本，影响检验结果。

（4）采集痰标本时，嘱病人勿将唾液、漱口水、鼻涕混入痰标本中。

（5）留取痰标本的时间宜选择清晨，清晨痰量较多，以提高检出率。留取 24 小时痰液时，要注明起止时间。

（6）如病人伤口疼痛无法咳嗽，可用软枕或手掌压迫伤口，减轻伤口张力，减少咳嗽时的疼痛。

（7）标本采集后及时送检。

【评价】

1. 严格执行查对制度及无菌操作原则。

2. 根据检查项目正确留取痰液标本。

3. 无环境污染。

（三）咽拭子标本采集

【目的】

从咽部和扁桃体取分泌物作细菌培养或病毒分离，以协助诊断、治疗和护理。

【评估】

1. 病人的临床诊断和口腔黏膜和咽部感染情况、治疗情况。

2. 取咽拭子培养的目的。

3. 病人的一般情况、理解接受能力及合作程度。

4. 病人的进食时间，避免在进食后两小时内采集标本，以免引起呕吐。

【计划】

1. 护士准备　穿着整齐，洗手、戴口罩，熟悉咽拭子标本采集的方法和原则，向病人解释咽拭子标本采集的目的及注意事项。

2. 用物准备　无菌咽拭子培养管，酒精灯，火柴，压舌板，手电筒，手套，检验单。

3. 病人准备　病人了解取咽拭子标本的方法、目的和配合事项，进食 2 小时后再留取标本。

4. 环境准备　整洁、宽敞、安静、光线充足。

【实施】

1. 操作步骤

操作步骤	要点说明
1. 查对医嘱，在化验单附联上注明科别、病室、床号、姓名，贴于咽拭子培养管上	● 准确留取标本
2. 携用物至床旁，核对病人并向其再次解释取拭子标本的目的和方法	● 以取得病人的配合，顺利完成操作
3. 点燃酒精灯，戴手套	
4. 嘱病人张口发"啊"音，用培养管内的无菌长棉签擦拭腭弓两侧和咽、扁桃体上的分泌物	● 暴露咽喉部，必要时可使用压舌板
5. 培养管口在酒精灯火焰上消毒	● 防止标本污染
6. 将已取标本的棉签插入培养管内，塞紧盖子	
7. 洗手、记录、及时送检	● 注明标本留取时间

2. 注意事项

（1）采集时，为防止呕吐，应避免在病人进食后 2h 内进行。动作要轻稳、敏捷，防止引起病人不适。

（2）注意棉签不要触及其他部位，保证所取标本的准确性。注意试管口消毒，保持容器无菌。

（3）采集后要及时送检，防止标本污染，影响检验结果。

（4）最好在使用抗菌药物治疗前采集标本。

【评价】

采集标本方法正确，病人无恶心、呕吐等不适。

（四）尿液标本采集

【目的】

1. 尿常规标本　用于检查尿液的颜色、透明度，测定比重，有无细胞和管型，并作尿蛋白和尿糖定性检测等。

2. 尿培养标本　用于细菌培养或细菌敏感试验，以了解病情，协助临床诊断和治疗。

3. 12h 或 24h 尿标本　用于各种尿生化检查或尿浓缩查结核杆菌等检查。

【评估】

1. 病人病情、诊断和治疗情况。

2. 需作的检查项目、目的。

3. 病人的意识状态、排尿情况。

4. 病人的心理状态、理解能力及合作程度。

【计划】

1. 护士准备　穿着整齐，洗手、戴口罩，熟悉尿标本采集的方法和原则，向病人解释尿标本采集的目的及注意事项。

2. 用物准备　检验单，根据检验目的准备。

（1）尿常规标本：一次性尿常规标本容器，必要时备便盆或尿壶。

（2）尿培养标本：无菌标本试管，无菌手套，无菌棉签，消毒液，长柄试管夹，便器，火柴，酒精灯，便盆，屏风，必要时备导尿包。

（3）12h 或 24h 尿标本：集尿瓶（容量 3000～5000ml），防腐剂。

3. 病人准备　能理解采集标本的目的和方法，协作配合。

4. 环境准备　宽敞、安静、安全、隐蔽。

【实施】

1. 操作步骤

操作步骤	要点说明
1. 查对医嘱，在检验单附联上注明科别、病室、床号、姓名	● 防止发生差错
2. 根据检验目的，选择适当容器，附联贴于容器上	● 保证检验结果准确
3. 携用物至床旁，核对病人并向其解释留取尿标本的目的和方法	● 消除病人的紧张情绪，取得合作
4. 收集尿液标本	
▲常规尿标本	
（1）能自理的病人，给予标本容器，嘱其将晨起第一次尿液留于容器内	● 注意用屏风遮挡、保护病人隐私 ● 晨尿浓度较高，未受饮食影响，所得检验结果较准确
（2）行动不便的病人，协助在床上使用便盆或尿壶，收集尿液于标本容器中	● 卫生纸勿丢入便盆内
（3）留置导尿的病人，于集尿袋下方引流孔处打开橡胶塞收集尿液	● 婴儿或尿失禁病人可用尿套或尿袋协助收集
▲尿培养标本	
（1）中段尿留取法 　　屏风遮挡，协助病人取适	

续表

操作步骤	要点说明
宜的卧位,放好便器,按导尿术清洁、消毒外阴,嘱病人排尿,弃去前段尿,用试管夹夹住试管于酒精灯上消毒试管口后,接取中段尿5～10ml,再次消毒试管口和塞子,塞紧试管口,熄灭酒精灯,清洁外阴,协助病人穿好裤子,整理床单位,清理用物 (2)导尿术留取法 　按照导尿术插入导尿管引流出尿液,用无菌标本瓶接取中段尿5ml,盖好瓶盖,放置合适处	● 注意保护病人 ● 防止外阴部细菌污染标本,消毒从上至下,一次一个棉球 ● 应在病人膀胱充盈时留取,前段尿起到冲洗尿道的作用 ● 留取标本时勿触及容器口
▲12h 或 24h 尿标本 　将检验单附联贴于集尿瓶上,注明留取尿液的起止时间,留取12h尿标本,于当日晚上7pm排空膀胱后留取尿液至次晨7am留取最后一次尿液;若留取24h尿标本,嘱病人于当日早晨7am排空膀胱后,开始留取尿液,至次晨7am留取最后一次尿液。请病人将尿液先排在便盆或尿壶内,然后再倒入集尿瓶内,留取最后一次尿液后,将12h或24h的全部尿液盛于集尿瓶内,测总量	● 必须在医嘱规定的时间内留取,不可多于或少于12h或24h,以得到正确的检验结果 ● 此次尿液为检查前存留在膀胱内,不应留取 ● 方便收集尿液
5.洗手、记录 6.标本及时送检 7.用物按消毒、隔离要求处理	● 记录尿液总量、颜色、气味等

2. 注意事项

(1) 女病人月经期不宜留取尿标本。

(2) 会阴部分泌物过多时，应先清洁或冲洗，再收集。

(3) 做早孕诊断试验应留晨尿。

(4) 留取尿培养标本时，应注意执行无菌操作，防止标本污染，影响检验结果。

(5) 留取 12h 或 24h 尿标本，集尿瓶应放在阴凉处，根据检验要求在瓶内加防腐剂。

【评价】

1. 根据检查的项目，正确采集尿液标本。

2. 与病人进行良好的交流，取得合作。

（五）粪便标本采集

【目的】

1. 常规标本　用于检查粪便的性状、颜色、细胞等。

2. 培养标本　用于检查粪便中的致病菌。

3. 隐血标本　用于检查粪便内肉眼不能查见的微量血液。

4. 寄生虫或虫卵标本　用于检查粪便中的寄生虫、幼虫以及虫卵计数检查。

【评估】

1. 病人的临床诊断、病情和治疗情况。

2. 留取标本的目的，明确要收集的粪便标本的种类及注意事项。

3. 病人的意识状态、排便状况及自理能力。

4. 病人的理解能力、合作程度。

【计划】

1. 护士准备　穿着整齐，洗手、戴口罩，熟悉粪便标本采集的方法和原则，向病人解释标本采集的目的及注意事项。

2. 用物准备　检验单，手套。

（1）常规标本：检便盒（内附棉签或检便匙），清洁便盆。

（2）培养标本：无菌培养瓶，无菌棉签，消毒便盆。

（3）隐血标本：检便盒（内附棉签或检便匙），清洁便盆。

（4）寄生虫或虫卵标本：检便盒（内附棉签或检便匙），透明胶带及载玻片（查找蛲虫），清洁便盆。

3. 病人准备　了解收集标本的目的和方法，主动配合。

4. 环境准备　安静、安全、隐蔽。

【实施】

1. 操作步骤

操作步骤	要点说明
1. 核对医嘱，贴检验单附联于检便盒（培养瓶）上，注明科别、病室、床号、姓名	● 防止发生错误
2. 携用物至床旁，查对并向病人及家属再次解释留取粪便标本的目的和方法	● 得到病人的理解、合作
3. 屏风遮挡，请病人排空膀胱	● 避免排便时尿液排出，大、小便混合，影响检验结果
4. 收集粪便标本 ▲常规标本 　嘱病人排便于清洁便盆内，用检便匙取中央部分或黏液脓血部分约 5g，置于检便盒内送检	
▲培养标本 　嘱病人排便于消毒便盆内，用无菌棉签取中央部分粪便或黏液脓血部分 2～5g 置于培养瓶内，塞紧瓶塞送检	● 保证检验结果准确

操作步骤	要点说明
▲隐血标本 　按常规标本留取 ▲寄生虫及虫卵标本 　(1) 检查寄生虫卵：嘱病人排便于便盆内，用检便匙取不同部位带血或黏液粪便5～10g送检	
(2) 检查蛲虫：嘱病人睡觉前或清晨未起床前，将透明胶带贴在肛门周围处。取下并将已粘有虫卵的透明胶带面贴在载玻片上或将透明胶带对合，立即送检验室作显微镜检查	● 蛲虫常在午夜或清晨爬到肛门处产卵 ● 有时需要连续数天采集
(3) 检查阿米巴原虫：将便盆加热至接近人的体温。排便后标本连同便盆立即送检	● 保持阿米巴原虫的活动状态，因阿米巴原虫在低温环境下失去活力而难以查到 ● 及时送检，防止阿米巴原虫死亡
5. 用物按消毒、隔离要求处理	● 避免交叉感染
6. 洗手，记录	● 记录粪便的形状、颜色、气味等

2. 注意事项

(1) 采集培养标本，如病人无便意时，用长无菌棉签蘸0.9%氯化钠溶液，由肛门插入6～7cm，顺一方向轻轻旋转后退出，将棉签置于培养瓶内，盖紧瓶塞。

(2) 采集隐血标本时，嘱病人在检查前三天开始禁食肉类、动物肝、血和含铁丰富的药物、食物、绿叶蔬菜，三天后收集标本，以免造成假阳性。

（3）采集寄生虫标本时，如病人服用驱虫药或作血吸虫孵化检查，应该留取全部粪便。

（4）检查阿米巴原虫，在采集标本前几天，不应给病人服用钡剂、油质或含金属的泻剂，以免金属制剂影响阿米巴虫卵或胞囊的显露。

（5）病人如有腹泻，水样便应盛于容器中送检。

【评价】

1. 根据检验项目和目的，正确采集粪便标本。

2. 能与病人有效沟通，取得配合。

（罗珊霞）

二十八、气管切开护理

【目的】

1. 呼吸道湿润、通畅，解除呼吸困难症状。

2. 预防气管切开处伤口感染。

3. 促进呼吸功能，使病人不需借助外力而能正常呼吸。

【评估】

1. 病人的病情及气管切开的目的、插管的时间、伤口情况。

2. 病人的呼吸困难情况。

3. 病人的意识状态、心理反应和合作程度。

【计划】

1. 护士准备　洗手、戴口罩、着装整齐，熟悉气管切开护理的程序方法。

2. 用物准备　无菌治疗巾内备一次性弯盘，吸痰管，棉签，Y型无菌纱布，无菌纱布，生理盐水棉球，酒精棉球，气管切开内套管。治疗巾外备，弯盘，无菌手套，负压吸引装置等。

3. 病人准备　意识清楚的病人理解操作的目的和配合要点，并接受。

4. 环境准备　整洁、安静。通常室温保持在 21℃，湿度保持在 60％左右。

【实施】

1. 操作步骤

操作步骤	要点说明
1. 备齐用物，携带至病人床旁，查对并观察病人的情况	● 省力，确认病人
2. 再次向病人解释操作的目的和过程	● 取得病人合作
3. 如无禁忌证，摇高床头30°以上	● 减少反流和误吸 ● 方便操作
4. 揭开遮盖气管切开处的纱布	
5. 套管内滴少许药液，按照吸痰法用无菌吸痰管，从气管导管内吸出痰液	● 利于病人痰液稀释，便于咳出 ● 按吸痰法吸痰，每次不超过15s ● 吸出痰液，保持呼吸道通畅
6. 取出内套管及套管下垫的开口纱布	● 更换内套管时需换敷料，如果血液、分泌物过多须增加更换次数
7. 换上无菌的气管切开护理盘	
8. 用生理盐水棉球清洁套管盘和气管切开周围皮肤，再用70%乙醇棉球消毒套管盘及气管切开周围皮肤	● 操作时，严格执行无菌技术操作，防止医院内感染的发生 ● 彻底消毒，保持气管切开处伤口清洁、干燥，防止伤口感染
9. 取无菌Y型纱布环绕覆盖气管切开处伤口，检查颈带松紧是否合适，以能放入一、二指为原则	● 防止过紧造成病人的不适，影响通气 ● 过松导管易滑出
10. 放入已消毒的气管内套管，再次滴入少许药液，抽吸痰液	● 内套管每日由家属先以双氧水浸泡约30min，以利痰液清除，清洗干净后，再进行煮沸消毒
11. 用无菌湿纱布遮盖气管导管开口处	● 使吸入的空气湿润，并有过滤的作用
12. 询问病人有无不适和其他需要，整理好床单位，消毒手，记录	● 保持病室的整洁

2. 注意事项

(1) 将病人安置于安静、清洁、空气新鲜的病室内，室温保持在 21℃，湿度保持在 60％，气管导管口覆盖 2～4 层温湿纱布，室内应用增湿器，定时以紫外线消毒室内空气。

(2) 避免气管导管引起的阻塞：阻塞原因一是气囊滑脱堵塞，二是分泌物粘结成痂阻塞，如突然发生呼吸困难、发绀、病人烦躁不安，应立即将套管气囊一起取出检查。为预防气囊滑脱，应注意将气囊固定，将线头引出气管切开伤口处，并经常牵扯检查，并及时清除结痂。另外，在更换导管清洗消毒时，防止将棉球纱条遗留在导管内。

(3) 气管内套管每天取出清洁消毒 2～3 次，外套管一般在手术后 1 周气管切口形成窦道之后可由耳鼻喉科医生拔出更换消毒。气管导管的纱布应保持清洁干燥，每日更换。经常检查创口周围皮肤有无感染或湿疹发生。

(4) 关心体贴病人，给予精神安慰。吸痰前与病人进行有效沟通，减少病人的焦虑、紧张等不良情绪。

(5) 作好相关知识的健康指导。

【评价】

1. 病人呼吸平稳，无呼吸困难。

2. 护士操作熟练、动作轻巧。

3. 关心病人，注意保护病人。

4. 操作中，护患沟通有效。

（罗珊霞）

二十九、电动吸引器吸痰法

【目的】

利用负压吸引的作用,将气管内的痰液及误吸的呕吐物吸出,保持呼吸道通畅。

【评估】

1. 病人呼吸的频率、节律以及痰液性状。

2. 病人口腔及鼻腔情况。

3. 病人的病情、意识状况、合作程度及有无人工气道。

4. 电动吸引器的工作性能。

【计划】

1. 护士准备 穿戴整齐、洗手、戴口罩,熟悉吸痰方法。

2. 用物准备 电动吸引器,无菌治疗巾内备2只治疗碗(1只盛无菌生理盐水,1只盛放已消毒的吸痰管数根),无菌纱布,无菌持物镊。治疗巾外备弯盘。必要时备压舌板,开口器,舌钳,床栏上系一盛有消毒液的有盖容器(用来消毒吸引器上的玻璃接管),盛消毒液的容器(浸泡用过的吸痰管);如为封闭式吸痰需准备气切护理用物1套,尺寸合适的封闭式吸痰管1只,人工鼻1只,弯盘1个,吸引装置(0.02~0.04mPa),抽有20ml生理盐水的注射器1副。

3. 病人准备 病人及家属能够理解操作的目的和要点,

并主动配合。

4. 环境准备　温暖舒适，干净整洁，通常室温保持在
21℃，湿度保持在 60%左右。

【实施】

1. 操作步骤

操作步骤	要点说明
▲开放式吸痰法	● 无人工气道或人工气道与外界相通
1. 备齐用物，携至病人床边，核对并再次向病人解释	● 确认病人，省时、节力并取得病人的合作
2. 接上电源，打开开关，再次检查吸引器的性能是否良好，调节负压	● 成人吸痰负压约 40～53.3kPa，小儿吸痰小于 40kPa
3. 协助病人的头转向操作者一侧，检查病人口腔及鼻腔，取下义齿	● 防止异物坠入气道 ● 昏迷病人可用压舌板或开口器帮助其张口
4. 戴手套，连接吸痰管，用生理盐水试吸，检查导管是否通畅	● 检查吸痰管是否通畅，同时润滑导管前端
5. 一手将导管末端反折（连接玻璃接管处），另一只手用无菌持物镊持吸痰导管头端插入病人口咽部（约 10～15cm），然后放松导管末端，将口咽部分泌物吸尽再深插，经咽喉进入气管，然后吸引	● 插管时不可有负压，以免引起呼吸道黏膜损伤 ● 若气管切开吸痰，注意无菌操作，先吸气管切开处，再吸口鼻处

操作步骤	要点说明
6. 吸痰时，动作要轻稳，从深部向上提拉，左右旋转，吸尽痰液	● 每次吸痰时间不超过 15s，以免病人缺氧
7. 吸痰管退出时用生理盐水抽吸冲洗	● 避免痰液堵塞导管
8. 如痰液黏稠，可叩拍病人背部，雾化吸入，也可缓慢滴入稀释痰液药物，稀释痰液，便于吸出	● 如从口腔吸痰有困难者，可从鼻腔抽吸；气管插管或气管切开者，可由气管插管或套管内吸痰，需严格执行无菌技术操作
9. 吸痰过程中，观察吸痰前后病人面色、呼吸、心率、血压等变化，同时注意吸出物的性质、颜色、黏稠度及量并作好记录	
10. 吸痰结束，关上吸引器开关，将吸痰导管浸泡在消毒液内进行初步消毒，并将吸痰玻璃接管插入盛有消毒液的试管中浸泡	● 贮液瓶内储液不得超过瓶容量的 2/3，应及时倾倒吸出液
11. 拭净病人脸部分泌物，吸痰管重新消毒或按一次性物品处理	● 预防医院内交叉感染
12. 整理床单位，协助病人睡卧舒适	
13. 整理用物，视病人无需要后离开病室，洗手并记录	● 吸痰用物应每班更换
▲封闭式吸痰法	● 封闭式吸痰可使人工气道与外界不相通，避免交叉感染

操作步骤	要点说明
1. 备齐用物携至病人床旁	● 节省时间和体力
2. 核对并再次向病人或病人家属解释操作的目的	● 取得病人及家属的理解和合作
3. 减少病室内的人员流动	● 减少外源性污染的机会
4. 病人平卧位，移开一个枕头	● 避免病人颈部向前屈曲
5. 按照气管切开护理常规进行气管切开护理	● 严格无菌操作
6. 检查密闭式吸痰管是否完整	● 如有不完整，立即更换
7. 将日期标签贴在抽吸控制开关上	● 以提示更换日，封闭式吸痰管只能连续使用 24 小时
8. 将透明三通上方注射液口盖盖好	● 保持系统的密闭性，减少污染及水分丢失
9. 将封闭式吸痰管透明三通侧接上呼吸器螺纹管（又称"人工鼻"）	● 对吸入的空气进行过滤、温化和湿化
10. 将密闭式吸痰管抽吸控制开关接在负压吸引管上，将透明三通接于气管插管连接端，白色接头与氧气连接，吸纯氧2分钟	● 有序地连接吸痰装置 ● 防止吸痰造成的低氧血症
11. 一手握住透明三通，另一手拇指及食指将吸痰管缓慢插入气管插管内	● 插入速度过快会增加病人的不适，加重黏膜的刺激，插入的深度约为气管导管总长度的 1/3 以上，以不引起病人剧烈咳嗽为宜
12. 吸痰管插入气管插管内之后，按下抽吸控制开关（即鸭嘴形阀）	● 时间过长，加重病人的不适 ● 常规吸痰，每次吸痰时间以不要大于 15 秒为宜

操作步骤	要点说明
13. 边抽吸边退管，将吸痰管缓缓地抽回至薄膜护套拉直为止	● 避免未完全抽回导致气道不畅
14. 将吸痰管回缩至 2.5cm 处，经蓝色注射口注入生理盐水，持续按下控制开关，以便清洗导管内壁，供下次使用	● 清洁导管内壁，防止痰液结痂堵塞导管以及影响视觉，引起不适
15. 吸痰结束立即给予病人 100% 纯氧 2 分钟，待血氧饱和度升至正常水平后，再将氧浓度调至原来水平，关上吸引器开关，协助病人舒适卧位	● 贮液瓶内储液不得超过瓶容量的 2/3，应及时倾倒吸出液
16. 收拾用物，整理好床单位，离开病室，用物按有关要求处理	

2. 注意事项

（1）吸引器所用电压与电源电压要相符，否则易损坏电动机和影响吸引。

（2）吸痰动作要轻、稳。一次吸痰时间不应超过 15 秒，吸引器连续使用时间不超过 3 分钟。

（3）治疗盘每日更换消毒一次，吸痰管每次更换使用。

（4）储液瓶内的吸出液应及时倾倒，不应超过瓶容量的 2/3，避免机器损坏。储液瓶洗净后，应盛少量的水，预防痰液粘附于瓶底，影响清洗。

（5）封闭式吸痰遇到病人分泌物较黏稠时，可经透明三通上方的蓝色接头，以空针注入适量无菌生理盐水、化痰剂或解痉剂，稀释后再行抽吸。

（6）电动吸引器作为急救物资应当由专人保管，定期检修与保养，保持其良好效能。

（7）吸痰时注意无菌操作，操作前洗手，导管严格消毒，一根导管只用一次，吸痰时坚持由内向外的原则，先吸气管内分泌物，然后再吸鼻、口腔内分泌物。

（8）吸痰过程中，应密切观察病人的病情变化，如有心率、血压、呼吸、血氧饱和度的明显改变，应停止吸痰，立即给予纯氧吸入。

（9）每次吸痰前后，应给予病人纯氧吸入。防止病人因吸痰导致低氧血症的发生。

【评价】

1. 病人呼吸道的分泌物、呕吐物被及时吸出。

2. 病人呼吸平稳，缺氧症状缓解或解除。

3. 护士操作规范，未发生呼吸道黏膜损伤。

4. 病人有安全感，愿意配合，护患沟通有效。

（罗珊霞）

三十、洗　胃　法

洗胃法（gastric lavage）是用来抢救吞服毒物中毒病人的一种护理技术，通过大量溶液对胃进行灌洗，达到清除毒物，减少毒素吸收的目的。幽门梗阻的病人洗胃，可以清出滞留在胃内的食物，减轻腐败物质对胃黏膜的刺激，缓解梗阻症状，减轻病人的痛苦。在服毒后 6h 内洗胃效果最佳。

（一）口服催吐洗胃法

口服催吐洗胃常常用于服毒量少、清醒合作的病人，这种方法可以减轻因插入胃管给病人造成的痛苦，又可以快速把胃内的毒物清除。

【目的】

用于清除急性服毒或食物中毒病人的胃内毒物或刺激物，减少毒物的吸收。

【评估】

1. 病人中毒情况　如摄入毒物的种类、剂型、浓度、量、中毒时间及途径等，是否曾经呕吐过以及是否采取其他处理措施。

非腐蚀性毒物中毒的病人可以进行洗胃。如有机磷、安眠药、重金属类与生物碱等食物或药物中毒的病人。

强腐蚀性毒物中毒（如强酸、强碱）、肝硬化伴食管胃底静脉曲张、胸主动脉瘤、近期内有上消化道大出血及胃穿孔病人禁忌洗胃；上消化道溃疡、癌症病人不宜洗胃。

2. 病人的生命体征、意识状态及瞳孔的变化、口腔、鼻腔黏膜情况、口中异味等。

3. 病人的心理状态及合作程度。

【计划】

1. **护士准备**　着装整齐，洗手，戴口罩，熟悉口服催吐洗胃的操作方法，向病人及家属解释洗胃的目的及注意事项。

2. **用物准备**　量杯，压舌板，水温计，小毛巾，弯盘，橡胶围裙或橡胶单，治疗巾。必要时准备洗漱溶液。水桶2只（一只盛洗胃液，一只盛污水）。

洗胃溶液：根据毒物性质准备拮抗性溶液，毒物性质不明时，可备温开水或等渗盐水。洗胃溶液的量一般为10000～20000ml，洗胃溶液的温度为25～38℃。常用的洗胃溶液包括0.9%氯化钠溶液、温开水、2%～4%碳酸氢钠溶液、1∶5000高锰酸钾溶液等。

3. **病人准备**　病人了解操作目的和程序，主动配合操作，若有活动的义齿应先取出。

4. **环境准备**　操作环境宽敞，必要时围帘或屏风遮挡，光线充足。

【实施】

1. 操作步骤

操作步骤	要点说明
1. 备齐用物携至床旁	
2. 核对并再次解释，根据病人的病情和配合程度选择合适的坐位	● 消除病人焦虑、紧张情绪，减轻不适感 ● 对自服毒物的病人，注意其心理变化

续表

操作步骤	要点说明
3. 协助病人下床坐在合适的凳子上，松开病人的领扣并放松裤带	● 注意保护病人，防止意外发生
4. 橡胶围裙围在病人胸前，把空水桶放在病人的座位前，洗胃溶液放于方便拿取处	● 避免水和呕吐物弄湿或污染病人的衣服 ● 方便操作
5. 指导病人自饮洗胃溶液，然后自吐，必要时用压舌板压其舌根催吐	● 每次饮入的灌洗液量根据病人个体差异而有所不同，一般饮至病人感觉到腹胀，一次饮液量不超过 500ml
6. 当病人自觉吐完以后，休息片刻，再请病人饮入灌洗溶液，催吐。如此反复进行，直到病人呕吐出来的洗胃溶液澄清、无特殊气味为止	● 在洗胃过程中，要密切观察病人的病情变化，如果有变化，应该停止洗胃，通知医生，同时做好抢救准备。估计吐出量 ● 表明毒物基本清洗干净
7. 洗胃完毕，协助病人漱口，擦干净病人的嘴角和面部，解下橡皮围裙，帮助病人整理好衣服，必要时协助更衣，扶助病人上床休息	● 保持病人清洁、干净
8. 整理好床单位，清理用物，再次观察病人，确认无需要后，离开病室	● 保持床单位的整洁
9. 洗手，记录洗胃液的量及名称，呕吐物的颜色和气味，病人的情况。必要时留取标本送检查。用物消毒处理	● 防止院内感染发生

2. 注意事项

（1）中毒物质不明时，选用温开水或生理盐水洗胃，待毒物性质明确后，再用对抗剂洗胃。

（2）洗胃液温度控制在 25～38℃之间，因随着温度增高，毒物吸收也会增快。

（3）每次灌入量以病人耐受为宜，避免引起病人的不适。

（4）洗胃过程中，应随时观察病人病情变化，注意有无并发症发生征象如病人有腹痛，洗出血性液体（可能发生急性胃扩张、胃穿孔、水中毒、水电解质紊乱、酸碱平衡失调、误吸等），若发现上述现象，应立即停止洗胃，并采取相应急救措施。

（5）对服毒自杀者应给予耐心劝导、安慰、关心和鼓励，让病人减轻心理负担重新获得生活的信心。

（6）及时准确记录洗胃液的名称、量、洗出液量及颜色、气味等。

【评价】

1. 操作程序正确，病人无生命危险。

2. 正确选用洗胃溶液。病人胃内毒物得到最大程度的清除，中毒症状得以缓解或控制。

3. 在操作中注意观察病人的病情变化。

4. 做到护患沟通有效，病人主动配合，康复信心增强。

（二）注射器洗胃法

注射器洗胃法是将胃管由口腔或鼻腔插入胃内，用注射器反复灌入洗胃溶液并抽出弃去而达到冲洗并排出胃内容物的一种方法。

【目的】

1. 解毒　用于清除急性服毒或食物中毒病人的胃内毒物或刺激物，减少毒物的吸收。

2. 减轻幽门梗阻病人的胃黏膜水肿。

3. 为某些手术或检查的病人做准备，如胃肠道手术前。

【评估】

1. 病人中毒情况 如摄入毒物的种类、剂型、浓度、量、中毒时间及途径等，是否曾经呕吐过以及是否采取其他处理措施。如遇病情危重者，应首先进行维持呼吸循环的抢救，然后再洗胃。

非腐蚀性毒物中毒的病人可以进行洗胃。如有机磷、安眠药、重金属类与生物碱等食物或药物中毒的病人。

强腐蚀性毒物（如强酸、强碱）中毒、肝硬化伴食管胃底静脉曲张、胸主动脉瘤、近期内有上消化道大出血及胃穿孔病人禁忌洗胃；上消化道溃疡、癌症病人不宜洗胃。

2. 病人的生命体征、意识状态及瞳孔的变化、口腔、鼻腔黏膜情况、口中异味等。

3. 病人的心理状态及合作程度。

【计划】

1. 护士准备 着装整齐，洗手，戴口罩，熟悉注射器洗胃的操作方法，向病人及家属解释洗胃的目的及注意事项。

2. 用物准备 治疗巾内备治疗碗，胃管，镊子，纱布，棉签，50～100ml 注射器；治疗巾外备橡胶单，治疗巾，胶布，润滑油，量杯，弯盘，手套，必要时备压舌板，开口器，牙垫，舌钳，检验标本容器或试管等。水桶2只（一只盛洗胃液，一只盛污水）。洗胃溶液的准备同口服催吐洗胃法。

3. 病人准备 病人及家属了解操作目的和程序，并能正确配合操作，病人若有活动的义齿应先取出。

4. 环境准备 操作环境宽敞，必要时围帘或屏风遮挡，光线充足。

【实施】

1. 操作步骤

操作步骤	要点说明
1. 根据病人的情况、洗胃的目的或者毒物的性质准备洗胃溶液，洗胃溶液的温度以 25～38℃为宜	● 根据毒物的性质选用相拮抗的洗胃溶液，当毒物性质不明时，选用温开水或生理盐水洗胃 ● 如果病人吞服的是强酸或强碱等腐蚀性的毒物应该禁忌洗胃，以免导致胃穿孔。此类病人可给予牛奶、蛋清、豆浆、米汤等物理性的对抗剂保护胃黏膜 ● 洗胃液的温度过高可引起胃内血管扩张，促进毒物的吸收；温度过低可导致胃痉挛
2. 备齐用物携至床旁，核对并再次解释操作目的，根据病人的病情和配合程度选择合适的体位	● 消除病人焦虑、紧张情绪，减轻不适感 ● 口腔有疾患、不能张口等病人插管，可由鼻腔插入胃管，昏迷者按昏迷病人插管术进行
3. 协助病人取合适体位，将橡胶单及治疗巾铺好在病人胸前，弯盘置于口角旁，污物桶置床旁	● 中毒较轻者取半卧位或坐位；中毒较重者取左侧卧位；昏迷病人取去枕平卧位，头偏向一侧并用压舌板、开口器撑开口腔，置牙垫于上下磨牙之间，如有舌后坠，可用舌钳将舌拉出
4. 戴手套，测量胃管插入的长度并做好标记，润滑胃管前段，插入胃管	● 插管动作轻、稳、准，尽量减少对病人的刺激 ● 润滑胃管前 1/3 段 ● 由口腔插入 55～65cm
5. 证实胃管在胃内，固定好胃管，用注射器吸净胃内容物	● 中毒物质不明时，将第一次吸出的胃内容物留取送检，以确定毒物性质

操作步骤	要点说明
6. 用注射器抽取洗胃溶液约300～500ml注入胃管内，再抽出溶液弃于污水桶内	● 洗胃过程中注意观察病人病情有无变化，以及时处理
7. 如此反复灌洗直至洗出液澄清无味为止	● 每次灌入量和洗出量应基本相等，防止胃潴留
8. 灌洗完毕，反折胃管拔出，协助病人漱口，脱手套，整理好床单位，清理用物，再次观察病人，确认无需要后，离开病室	● 保持床单位的整洁
9. 洗手，记录洗胃液的量及名称，呕吐物的颜色和气味，病人的情况。必要时留取标本送检查。用物消毒处理	● 幽门梗阻病人洗胃，可在饭后4～6h或空腹进行，记录胃内潴留量。胃内潴留量＝洗出量－灌入量

2. 注意事项

(1) 中毒物质不明时，先抽吸胃内容物送检，以确定毒物性质，然后选用温开水或生理盐水洗胃，待毒物性质明确后，再用对抗剂洗胃。

(2) 中毒较轻者取坐位或半卧位，较重者取左侧卧位，昏迷病人取去枕平卧位，头偏向一侧。

(3) 洗胃液温度控制在为25～38℃之间，因随着温度增高，毒物吸收也会增快。每次灌入量以300～500ml为宜，如灌入量过多，可导致胃内压增加，加速毒物吸收；也可引起液体反流导致呛咳、误吸。过少则延长洗胃时间，延误抢救的进行。

(4) 洗胃过程中，应随时观察病人病情变化，注意有无并发症发生征象如病人有腹痛，洗出血性液体等，应立即停止洗胃，并采取相应急救措施。

(5) 对服毒自杀拒绝洗胃者应给予耐心劝导、安慰、关心和鼓励，让病人减轻心理负担重新获得生活的信心。

（6）及时准确记录洗胃液的名称和量，记录洗出液的量、颜色、气味等。

（7）幽门梗阻病人，洗胃宜在饭后 4～6h 或者空腹时进行，并记录胃内潴留量，以了解梗阻情况。

（8）吞服强酸、强碱等腐蚀性毒物病人，应禁忌洗胃，以避免胃穿孔。

【评价】

1. 操作程序正确，病人无误吸和急性胃扩张发生，无生命危险。

2. 正确选用洗胃溶液。病人胃内毒物得到最大程度的清除，中毒症状得以缓解或控制。

3. 在操作中注意观察病人的病情变化。

4. 做到护患沟通有效，病人康复信心增强。

（三）漏斗胃管洗胃法

漏斗胃管洗胃是利用虹吸原理，将洗胃溶液灌入胃内以后，再吸引出来的方法。

【目的】

同注射器洗胃法

【评估】

同注射器洗胃法

【计划】

1. 护士准备　着装整齐，洗手，戴口罩，熟悉漏斗胃管洗胃的操作方法，向病人及家属解释洗胃的目的及注意事项。

2. 用物准备　治疗巾内备漏斗洗胃管，镊子，纱布，棉签；治疗巾外备橡胶单，治疗巾，胶布，润滑油，量杯，弯盘，水温计，手套，必要时备压舌板，开口器，牙垫，舌钳，检验标本容器或试管，毛巾等。水桶 2 只（一只盛洗胃液，一只盛污水）。洗胃溶液同口服催吐法。

3. 病人准备　病人及家属了解操作目的和程序，能正确配合操作，病人若有活动义齿应先取出。

4. 环境准备　操作环境宽敞，必要时围帘或屏风遮挡，光线充足。

【实施】

1. 操作步骤

操作步骤	要点说明
1. 根据病人的情况、洗胃的目的或者毒物的性质准备洗胃溶液，洗胃溶液的温度以 25～38℃ 为宜	● 根据毒物的性质选用相拮抗的洗胃溶液，当毒物性质不明时，选用温开水或生理盐水洗胃 ● 如果病人吞服的是强酸或强碱等腐蚀性的毒物应该禁忌洗胃，以免导致胃穿孔。此类病人可给予牛奶、蛋清、豆浆、米汤等物理性的对抗剂保护胃黏膜 ● 洗胃液的温度过高可引起胃内血管扩张，促进毒物的吸收；温度过低可导致胃痉挛
2. 将准备好的用物推至病人床前，认真查对病人床号、姓名，向病人再次解释洗胃的目的和方法	● 消除病人的紧张情绪，使病人更好地配合操作 ● 对自服毒物的病人，应该注意病人的心理变化，耐心而有效地作好心理护理
3. 协助病人取合适的卧位。把橡胶单和治疗巾围于病人胸前	● 注意保护病人，防止意外发生 ● 清醒或中毒较轻的病人可取坐位或半坐卧位，方便操作。中毒较重者取左侧卧位，以减少毒物进入十二指肠 ● 避免水和呕吐物污染病人的衣被

操作步骤	要点说明
4. 戴手套，测量胃管插入的长度	● 该长度正好是胃管前端到达胃体中部的距离
5. 润滑胃管前端并插入，当胃管插入约10~15cm时（胃管前端到达喉咽部），请病人吞咽顺势将胃管徐徐插入	● 可减少胃管插入时的阻力，减轻病人不适的反应 ● 插管时动作要轻、稳，尽量减少对病人的刺激 ● 插管过程中如果病人出现呛咳，应该立即拔出胃管，待病人休息以后再插，避免误入气管 ● 为昏迷病人插管，取去枕平卧位，头偏向一侧，用开口器撑开病人的口腔，垫牙垫于上下磨牙之间，如果舌后坠，用舌钳将舌拉出，按昏迷病人插胃管法插管
6. 证实胃管进入胃内以后，用胶布固定好胃管。准备洗胃	● 洗胃溶液放在方便拿取的地方，将盛污水的桶放在病人头部的旁边 ● 昏迷病人洗胃时，头应偏向一侧，并注意避免分泌物或液体误吸入气管内导致窒息或吸入性肺炎的发生
7. 先将漏斗放在低于胃部的地方，挤压橡皮球，抽出胃内容物。必要时取标本送检	● 挤压橡皮球，使其形成负压，有利于吸出胃内容物 ● 毒物性质不明时，将第一次抽出的胃内容物送检，以确定毒物的性质，帮助选用正确的拮抗剂洗胃

操作步骤	要点说明
8. 抽尽胃内容物后，将漏斗端向上举起高过病人头部约 30～50cm，再将洗胃溶液慢慢倒入漏斗约 300～500ml，当漏斗内尚余少量溶液时，迅速将漏斗降低至低于胃的位置，利用虹吸原理引流出胃内灌洗液至污水桶中	● 每次灌入胃内的溶液量不能过少或过多，过少不利于彻底洗胃，延长洗胃时间；过多易引起急性胃扩张，胃内压急剧上升，促进毒物进入十二指肠加速毒物的吸收，胃扩张还可引起迷走神经兴奋，反射性引起心脏骤停。对于患有心肺疾病的病人，应该慎重使用洗胃方法 ● 若引流不畅时，可以挤压橡皮球吸引
9. 如此反复灌洗直至洗出液为无味、澄清为止	● 每次吸出量与灌入量应该保持基本相等，以免造成胃潴留 ● 说明毒物基本清洗干净 ● 在洗胃过程中，要注意观察病人病情的变化。如果病人感觉腹痛或吸出血性液体，血压下降等情况时，应停止洗胃，通知医生紧急处理，积极配合抢救并作好详细记录
10. 同注射器洗胃法 8～9	

2. 注意事项

同注射器洗胃法。

【评价】

同注射器洗胃法。

（四）负压吸引器洗胃法

利用负压吸引原理，吸出胃内容物。其优点是能迅速有效地清除毒物，节省人力，并能准确地计算洗胃地液体量。

【目的】

同注射器洗胃法。

【评估】

同注射器洗胃法。

【计划】

1. 护士准备　着装整齐，洗手，戴口罩，熟悉负压吸引器洗胃的操作方法，向病人及家属解释洗胃的目的及注意事项。

2. 用物准备　治疗巾内放置洗胃管，镊子，纱布，棉签，Y型三通管；外放橡胶单，治疗巾，胶布，润滑油，量杯，弯盘，水温计，输液瓶，输液器，血管钳或调节夹，手套，必要时备无菌压舌板，开口器，牙垫，舌钳，检验标本容器或试管等。水桶2只（一只盛洗胃液，一只盛污水）。电动吸引器（包括安全瓶及5000ml容量的贮液瓶），输液架。洗胃溶液同口服催吐法。

3. 病人准备　病人及家属了解操作目的和程序，能正确配合操作。病人若有活动义齿应先取出。

4. 环境准备　操作环境宽敞，必要时围帘或屏风遮挡，光线充足。

【实施】

1. 操作步骤

操作步骤	要点说明
1. 同漏斗胃管洗胃法 1～2	
2. 接通电源，检查负压吸引器正常；输液管与 Y 形管主管相连，贮液瓶的引流管分别与 Y 形管 1 个分支相连，夹紧输液管，检查各连接处有无漏气。将灌洗液倒入输液瓶内，挂于输液架上	● 保证病人的安全及操作顺利进行
3. 同漏斗胃管洗胃法 3～6	
4. 洗胃管与 Y 形管另 1 个分支相连，开动吸引器，吸出胃内容物	● 吸引器负压保持在 13.3kPa 左右，过高容易损伤胃黏膜 ● 中毒物质不明时，留取第一次抽吸出的胃内容物送检，以确定毒物性质
5. 关闭吸引器，夹紧贮液瓶上的引流管，开放输液管，使灌洗液流入胃内 300～500ml	
6. 夹紧输液管开关，开放引流管，开动吸引器，吸出灌洗液	
7. 反复灌洗直至洗出液澄清无味为止	● 洗胃过程中，应随时观察洗出液的性质、颜色、气味、量及病人面色、脉搏、呼吸、血压的变化，有无洗胃并发症的发生或出现休克现象
8. 同注射器洗胃法 8～9	

2. 注意事项

（1）同注射器洗胃法。

（2）吸引器的负压保持在 13.3kPa 左右，以免损伤胃黏膜。

【评价】

同注射器洗胃法。

（五）自动洗胃机洗胃法

利用电磁泵作为动力源，通过自控电路的控制，使电磁阀自动转换动作，分别完成向胃内冲洗药液和吸出胃内容物的过程。其优点是能自动、迅速、彻底清除胃内容物。

【目的】

同注射器洗胃法。

【评估】

同注射器洗胃法。

【计划】

1. 护士准备　着装整齐，洗手，戴口罩，熟悉负压吸引器洗胃的操作方法，向病人及家属解释洗胃的目的及注意事项。

2. 用物准备　治疗巾内备治疗碗，洗胃管，镊子，纱布，棉签；治疗巾外备橡胶单，治疗巾，胶布，润滑油，弯盘，水温计，手套，必要时备压舌板，开口器，牙垫，舌钳，检验标本容器或试管等。全自动洗胃机及附件。洗胃溶液同口服催吐法。

3. 病人准备　病人及家属了解操作目的和程序，能正确配合操作。有活动的义齿应先取出。

4. 环境准备　操作环境宽敞，必要时围帘或屏风遮挡，光线充足。

【实施】

1. 操作步骤

操作步骤	要点说明
1. 将准备好的用物携至病人床前，认真查对病人床号、姓名，向病人及家属再次解释洗胃的目的和方法	● 消除病人的紧张情绪，使病人能更好地配合操作 ● 对自服毒物的病人，应该注意病人的心理变化，作好耐心有效的心理护理 ● 拒绝配合者应给予必要的约束
2. 将已配好的洗胃液倒入水桶，将 3 根橡胶管分别与机器的药管（进液管）、胃管、污水管（出液管）相连，药管的另一端放入洗胃液桶内，污水管的另一端放入空水桶内，胃管的另一端准备和病人胃管相连，调节药液流速，备用	● 药管管口始终浸没在洗胃液的液面以下 ● 保证病人的安全及操作顺利进行
3. 协助病人取合适的卧位。把橡胶单和治疗巾围于病人胸前	● 注意保护病人，防止意外发生 ● 中毒较重者取左侧卧位，以减少毒物进入十二指肠 ● 避免水和呕吐物污染病人的衣被
4. 戴手套，测量胃管插入的长度	● 该长度正好是胃管前端到达胃体中部的距离
5. 润滑胃管前端并插入	● 插管时动作要轻、稳，尽量减少对病人的刺激
6. 证实胃管进入胃内以后，用胶布固定好胃管，连接洗胃机的胃管，准备洗胃	● 昏迷病人洗胃时，头应偏向一侧，并注意避免分泌物或液体吸入到气管内引起窒息
7. 按"手吸"键，吸出胃内容物，再按"自动"键，机器对胃进行自动冲洗	● 中毒物质不明时，留取胃内容物送检，以确定毒物性质 ● 冲洗时"冲"灯亮，吸引时"吸"灯亮

操作步骤	要点说明
8. 若食物堵塞管道，水流缓慢、不流或发生故障，可交替按"手冲"和"手吸"键重复冲洗数次，直到管道通畅，再按"手吸"键，吸出胃内残留液体后，按"自动"键，自动洗胃，直至洗出液澄清无味为止	● 管道通畅后，一定要先吸出胃内残留液体，再按"自动"键，否则，灌入量过多，易造成胃潴留 ● 洗胃过程中，应随时观察洗出液的性质、颜色、气味、量及病人面色、脉搏、呼吸、血压的变化，有无洗胃并发症的发生或出现休克现象
9. 灌洗完毕，反折胃管拔出，协助病人漱口，脱手套，整理好床单位，清理用物，再次观察病人，确认无需要后，离开病室	● 防止管内液体误入气管 ● 将全自动洗胃机三管（药管、胃管、污水管）同时放入清水中，按"清洗"键清洗各管腔，清洗毕，将各管同时取出，待机器内水完全排尽后，按"停机"键关机
10. 洗手，记录洗胃液的量及名称，呕吐物的颜色和气味，病人的情况。必要时留取标本送检查。用物消毒处理	● 幽门梗阻病人洗胃，可在饭后4～6h或空腹进行，记录胃内潴留量。胃内潴留量＝洗出量－灌入量

2. 注意事项

同注射器洗胃法。

【评价】

同注射器洗胃法。

（罗珊霞、李小萍）

三十一、徒手心肺复苏术（CPR）

徒手心肺复苏是指不用任何设备保证气道通畅、支持呼吸和循环，维持病人的脑、心和其他组织的供氧，维持生命。心肺复苏可以针对任何原因所致的心搏骤停和呼吸停止的病人。

【目的】

通过实施徒手心肺复苏，建立病人的循环、呼吸功能，以保证其重要脏器的血液和氧气供应，尽快恢复其心跳、呼吸和大脑功能，达到挽救其生命的目的。

【评估】　呼吸、心搏停止的判断

1. 意识　轻摇或轻拍并大声呼叫病人，无反应，再按人中，如仍无反应，为意识丧失。

2. 呼吸　应在保持气道开放的情况下进行判断。可通过听有无呼气声或用面颊部靠近病人的口鼻部感觉有无气体逸出，观察病人胸腹部有无起伏。如无气体逸出和胸腹部无起伏，说明呼吸停止。

3. 循环体征　检查脉搏常选用颈动脉。检查颈动脉方法是用示指、中指指端先触及气管正中，男性可先触及喉结，然后滑向颈外侧气管与肌群之间的沟内，触摸有无搏动；触摸脉搏时间一般不超过 10s。

【计划】

1. 护士准备　正确判断病人呼吸、心搏停止；熟悉徒手心肺复苏的操作和抢救程序。

　　2. 用物准备　　纱布一块，必要时备木板、脚踏凳；有条件的准备听诊器、血压计或心电监护仪、开口器、通气导管、舌钳。

　　3. 病人准备　　病人仰卧于硬板床或地上，去枕，头后仰。解开病人的领扣、领带及腰带等束缚物。

　　4. 环境准备　　确认环境四周安全。

【实施】

　　1. 操作步骤

操作步骤	要点说明
1. 判断病人意识呼吸、颈动脉搏动	
2. 呼救，同时作好病人准备，检查其是否卧于硬板床	● 卧于软床上的病人，其肩背下垫一心脏按压板，保证胸外心脏按压的有效性
3. 开放气道（airway，A） （1）清除口腔、气道内分泌物或异物，有义齿应取下	● 保证气道通畅，有利于呼吸的恢复
（2）手法开放气道	
▲托颈压额法 　一手抬起病人颈部，另一手以小鱼际肌侧下按病人前额，使其头后仰，颈部抬起	● 头、颈部损伤病人禁用
▲仰头抬颏法 　一手置于病人前额，手掌向后下方施力，使其头部后仰，另一手手指放在靠近颏部的下颌骨下方，将颏部向前抬起，拉开颈部	● 解除舌后坠效果最佳 ● 注意手指不要压向颏下软组织深处、以免阻塞气道

操作步骤	要点说明
▲托颌法 　将肘部放在病人头部两侧，双手同时将左右下颌角托起，头后仰，下颌骨前移	● 适用于疑有颈部损伤的病人
4. 人工呼吸（artificial breathing, B） ▲口对口人工呼吸 　抢救者以一只手的拇指和示指捏住病人鼻孔，深吸一口气，屏气，双唇包住病人口部（不留空隙），用力吹气，使胸廓扩张，吹毕，松开捏口鼻的手，抢救者稍侧转头换气并观察病人胸部复原情况。人工呼吸频率成人为10～12次/min，儿童为16次/min，吹气量大约700～1000ml	● 防止气体从口鼻逸出 ● 每次吹气时间为2s ● 有效反应：病人胸部起伏，且呼气时听到或感到有气体逸出
▲口对鼻人工呼吸 　用仰头抬颏法保持气道通畅，一手将病人口唇闭紧，深吸气后，双唇包住病人鼻部同上法吹气，吹气时间要长，力量要大	● 适用于口部严重损伤或牙关紧闭的病人 ● 防止吹气时气体由口唇逸出 ● 克服鼻腔阻力
▲口对口鼻人工呼吸 　抢救者双唇包住病人口鼻吹气，吹气时间要短，力量要小	● 用于婴幼儿 ● 避免吹气过猛过大，气体进入胃部引起胃膨胀
▲有条件时，使用面罩通气或气管插管人工呼吸	● 可减少气道死腔和呼吸阻力，同时可保持呼吸通畅

操作步骤	要点说明
5. 胸外心脏按压（circulation，C）	● 禁忌证：胸廓严重畸形、广泛性肋骨骨折、心脏外伤、血气胸、心包填塞等不能实施胸外心脏按压
抢救者站或跪于病人的一侧，确定按压部位，实施胸外心脏按压	
（1）定位：按压部位是胸骨中下 1/3 段，定位方法有两种。①救护者靠近病人足侧的手的中指沿病人靠近救护者一侧肋弓下缘向上摸到剑突，食指并拢中指，另一手掌跟部沿胸骨下滑一直碰到食指，该手掌中心部位为胸骨中、下 1/3 交界处。②两乳间连线与胸骨交界处为胸骨中、下1/3交界处	● 定位须准确，过高可伤及大血管；过低可伤及腹腔脏器或引起胃内容物返流；偏离胸骨则可能引起肋骨骨折
（2）按压手法：一手掌跟部置于选定的按压部位的胸骨上，另一手掌重叠在其手背上，只有掌跟部接触按压部位。双肘关节伸直，利用身体重量，垂直向下用力按压，然后迅速放松，反复进行。1～10 岁小儿用单手掌跟部按压。1 岁以下婴儿用2～3 根手指按压	● 按压时两手指不能触及病人胸壁上，防止肋骨骨折或肋骨与肋软骨交界处骨折；放松时，手掌不离开定位点，以免移动按压部位，引起骨折或达不到按压的效果 ● 确保按压力量垂直作用于病人胸骨部位

续表

操作步骤	要点说明
（3）按压深度： 成人胸骨下陷 4～5cm； 幼儿胸骨下陷 2～3cm； 婴儿胸骨下陷 1～2cm	● 按压力量根据体形大小增加或减少。按压力量过重易造成损伤，过轻达不到按压的目的
（4）按压频率：成人和小孩 100 次/min，新生儿 120 次/min。按压与放松时间之比为 1∶1	
6. 人工呼吸与胸外心脏按压同时进行，成人的心脏按压与人工呼吸的比例，无论是单人还是双人操作，均为 30∶2	● 尽可能不中断胸外心脏按压，操作途中换人应在心脏按压、吹气间隙进行，抢救中断时间不能超过 7s
7. 观察心肺复苏是否有效	● 抢救过程中要随时注意观察病人的自主呼吸及心跳是否恢复

2. 注意事项

（1）判断心跳、呼吸停止要迅速准确，尽早进行心肺复苏（CPR）。

（2）胸外按压要确保足够的频率和深度，尽可能不中断胸外按压，每次胸外按压后要让胸廓充分的回弹，以保证心脏得到充分的血液回流。

（3）人工呼吸要强调效果，每次吹气量大约 700～1000ml，每次送气时间为 1s，吹气量过大可引起胃胀气，吹气量过小达不到吹气目的。

（4）检查颈动脉，手法要快而准确，触摸时间不能超过 10s。

（5）胸外心脏按压部位的确定要迅速、准确，按压过程中手不能离开按压部位。胸外按压时肩、肘、腕在一条直线上，并与病人身体长轴垂直,按压时,手掌掌跟不能离开胸壁。

(6)成人胸外心脏按压频率 100 次/min,按压深度 4～5cm;胸外心脏按压与人工呼吸比例为 30∶2。

(7)操作要正确,尽量避免并发症的发生。当操作不当时可能导致胃膨胀、窒息或吸入性肺炎;肋骨骨折、胸骨骨折、胸肋骨分离、气胸、血胸、肺挫伤、肝脾裂伤、脂肪栓塞等并发症。

(8)心肺复苏过程中应密切观察病人心肺复苏的有效指征,包括:可触及大动脉搏动,肱动脉收缩压大于 60mmHg;面部、口唇、甲床、皮肤等处色泽转为红润;散大的瞳孔缩小;吹气时可听到肺泡呼吸音或有自主呼吸,呼吸改善;意识逐渐恢复,昏迷变浅,可出现反射或挣扎;有小便出现;ECG 检查有波形改变。

【评价】

1. 操作熟练,手法正确,程序规范,动作敏捷。

2. 吹气的频率、节律及力度符合要求。

3. 按压的部位、力度及频率正确。

4. 病人出现有效的心肺复苏指征。

5. 病人无并发症发生。

(李小萍)

三十二、尸 体 护 理

尸体护理（postmortem care）是对临终病人实施整体护理的最后步骤，也是临终关怀的重要内容之一。作好尸体护理不仅是对死者人格的尊重，更有利于死者家属心灵上的安慰。

【目的】

1. 保持尸体清洁、姿势良好，以维持良好的外观，尸体易于辨认。

2. 家属得到安慰，减轻哀痛。

【评估】

1. 接到医生开出的死亡通知单。

2. 死者是否有伤口，引流管。

3. 死者的身高、体重和死因。

【计划】

1. 护士准备　穿戴整齐、洗手、戴口罩。熟悉尸体护理的操作程序。

2. 用物准备　护理车上准备尸体衣裤（或尸袍），尸单，尸体识别卡 2 张，血管钳，不脱脂棉，剪刀，面盆，松节油，毛巾，热水，手套，有伤口者备敷料。如护理传染病死者应另备隔离衣和手套，浸有消毒液的尸袍、尸单。

3. 环境准备　安静、肃穆、屏风遮挡。

【实施】

1. 操作步骤

操作步骤	要点说明
1. 填写尸体识别卡2张	
2. 备齐用物携至病床旁，劝慰家属，请家属暂离病房，大病室用屏风遮挡	● 取得家属的合作。若家属不在，应尽快通知家属来院 ● 维护死者的隐私权
3. 戴手套，取下尸体上的所有治疗用物（如输液管、氧气管、导尿管等），将床放平，使尸体仰卧，头下垫一枕头，双手放在身体两侧	● 便于尸体护理，防止尸体受压，引起皮肤损伤 ● 头下垫枕，可以防止面部瘀血变色，或胃内容物流出
4. 取出棉胎，用被套遮盖尸体	● 减少暴露
5. 擦洗面部，轻揉上下眼睑，使眼睛闭合，有义齿者代为装上，用血管钳夹取棉球填塞口、鼻、耳孔道	● 使死者遗容整洁，对家属也是一种心理安慰 ● 避免液体外溢，污染被服，注意棉花不得外露 ● 有上消化道出血或肺部疾患的死者应填塞咽喉部，必要时用四头带托起下颌 ● 如为传染病病人应用消毒液浸泡的棉花填塞孔道
6. 脱去衣裤，用热水依次擦洗上肢、胸、腹、背部和下肢，如有胶布痕迹，用松节油擦净。再用棉花填塞肛门、阴道（女死者）	● 清洁遗体，体现对死者的尊重和对家属的安慰 ● 避免液体外溢
7. 有伤口者更换敷料，有引流管者应拔出引流管，缝合伤口或用蝶型胶布封闭，再用棉垫盖好包扎	

续表

操作步骤	要点说明
8. 穿好衣裤或尸袍，系一尸体识别卡在死者手腕部。为死者梳头	● 便于识别及避免认错尸体
9. 将尸体斜放在病床或平车的尸单上，以上下两端遮盖头部和脚部，再把左右两边整齐地包好	
10. 用绷带固定颈、腰及踝部	● 便于运送
11. 用大单盖好尸体送至太平间，置于停尸屉内，第二张尸体识别卡放于停尸屉外	● 保存尸体，便于家属认领
12. 清洁、消毒、处理床单位和用物	● 非传染病病人按一般出院病人方法处理，传染病病人，应按传染病终末消毒处理
13. 洗手后，整理病历，停止一切治疗护理，记录死亡时间，其余同出院护理	● 体温单上记录死亡时间，注销各种执行单
14. 清点病人遗物交给家属	● 如果家属不在时，应由两人共同清点，列出清单，交护士长保存

2. 注意事项

（1）必须先由医生开出死亡通知单，并得到家属许可后，护士方可进行尸体护理。

（2）病人死亡后应及时进行尸体护理，以防尸体僵硬。

（3）操作中应以高尚的职业道德和情感，尊重死者，严肃、认真地作好尸体护理工作。

（4）传染病病人的尸体应使用消毒液擦洗，并用消毒液浸泡的棉球填塞各孔道，尸体用尸单包裹后装入不透水的袋中，并作出传染标识。

【评价】

1. 操作方法正确。

2. 操作者态度严肃，动作迅速准确，有同情心。

3. 尸体整洁、表情安详、位置良好、易于辨认。

4. 对死者家属使用真诚、恰当、有效的劝慰语。

（张凤英）